国家出版基金项目
NATIONAL PUBLICATION FOUNDATION

中国中药资源大典
——中药材系列

中药材生产加工适宜技术丛书

中药材产业扶贫计划

牡丹皮生产加工适宜技术

总 主 编　黄璐琦

主　　编　李石清　李效贤

副 主 编　俞　冰　管鲁娟

U0206077

中国医药科技出版社

内 容 提 要

《中药材生产加工适宜技术丛书》以全国第四次中药资源普查工作为抓手，系统整理我国中药材栽培加工的传统及特色技术，旨在科学指导、普及中药材种植及产地加工，规范中药材种植产业。本书为牡丹皮生产加工适宜技术，包括：概述、牡丹皮药用资源、牡丹栽培技术、牡丹特色适宜技术、牡丹皮药材质量评价、牡丹皮现代研究与应用等内容。本书适合中药种植户及中药材生产加工企业参考使用。

图书在版编目（CIP）数据

牡丹皮生产加工适宜技术 / 李石清，李效贤主编 . — 北京：中国医药科技出版社，2017.11

（中国中药资源大典 . 中药材系列 . 中药材生产加工适宜技术丛书）

ISBN 978-7-5067-9499-2

Ⅰ . ①牡… Ⅱ . ①李… ②李… Ⅲ . ①牡丹—中药加工 Ⅳ . ① R282.71

中国版本图书馆 CIP 数据核字（2017）第 197593 号

美术编辑 陈君杞

版式设计 锋尚设计

出版 中国医药科技出版社

地址 北京市海淀区文慧园北路甲 22 号

邮编 100082

电话 发行：010-62227427 邮购：010-62236938

网址 www.cmstp.com

规格 710×1000mm $^1/_{16}$

印张 5¾

字数 55 千字

版次 2017 年 11 月第 1 版

印次 2017 年 11 月第 1 次印刷

印刷 北京盛通印刷股份有限公司

经销 全国各地新华书店

书号 ISBN 978-7-5067-9499-2

定价 15.00 元

中药材生产加工适宜技术丛书
—— 编委会 ——

总 主 编 黄璐琦

副 主 编 （按姓氏笔画排序）

王晓琴	王惠珍	韦荣昌	韦树根	左应梅	叩根来
白吉庆	吕惠珍	朱田田	乔永刚	刘根喜	闫敬来
江维克	李石清	李青苗	李旻辉	李晓琳	杨 野
杨天梅	杨太新	杨绍兵	杨美权	杨维泽	肖承鸿
吴 萍	张 美	张 强	张水寒	张亚玉	张金渝
张春红	张春椿	陈乃富	陈铁柱	陈清平	陈随清
范世明	范慧艳	周 涛	郑玉光	赵云生	赵军宁
胡 平	胡本详	俞 冰	袁 强	晋 玲	贾守宁
夏燕莉	郭兰萍	郭俊霞	葛淑俊	温春秀	谢晓亮
蔡子平	滕训辉	瞿显友			

编 委 （按姓氏笔画排序）

王利丽	付金娥	刘大会	刘灵娣	刘峰华	刘爱朋
许 亮	严 辉	苏秀红	杜 弢	李 锋	李万明
李军茹	李效贤	李隆云	杨 光	杨晶凡	汪 娟
张 娜	张 婷	张小波	张水利	张顺捷	陈清平
林树坤	周先建	赵 峰	胡忠庆	钟 灿	黄雪彦
彭 励	韩邦兴	程 蒙	谢 景	谢小龙	雷振宏

学术秘书 程 蒙

本书编委会

主　　编　李石清　李效贤

副 主 编　俞　冰　管鲁娟

编写人员　（按姓氏笔划排序）

张水利（浙江中医药大学）

张芬耀（浙江省森林资源监测中心）

张春椿（浙江中医药大学）

陈发军（丽水市科学技术局生产力促进中心）

睢　宁（浙江中医药大学）

序

我国是最早开始药用植物人工栽培的国家,中药材使用栽培历史悠久。目前,中药材生产技术较为成熟的品种有200余种。我国劳动人民在长期实践中积累了丰富的中药种植管理经验,形成了一系列实用、有特色的栽培加工方法。这些源于民间、简单实用的中药材生产加工适宜技术,被药农广泛接受。这些技术多为实践中的有效经验,经过长期实践,兼具经济性和可操作性,也带有鲜明的地方特色,是中药资源发展的宝贵财富和有力支撑。

基层中药材生产加工适宜技术也存在技术水平、操作规范、生产效果参差不齐问题,研究基础也较薄弱;受限于信息渠道相对闭塞,技术交流和推广不广泛,效率和效益也不很高。这些问题导致许多中药材生产加工技术只在较小范围内使用,不利于价值发挥,也不利于技术提升。因此,中药材生产加工适宜技术的收集、汇总工作显得更加重要,并且需要搭建沟通、传播平台,引入科研力量,结合现代科学技术手段,开展适宜技术研究论证与开发升级,在此基础上进行推广,使其优势技术得到充分的发挥与应用。

《中药材生产加工适宜技术》系列丛书正是在这样的背景下组织编撰的。该书以我院中药资源中心专家为主体,他们以中药资源动态监测信息和技术服务体系的工作为基础,编写整理了百余种常用大宗中药材的生产加工适宜技术。全书从中药材

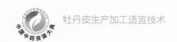

的种植、采收、加工等方面进行介绍，指导中药材生产，旨在促进中药资源的可持续发展，提高中药资源利用效率，保护生物多样性和生态环境，推进生态文明建设。

丛书的出版有利于促进中药种植技术的提升，对改善中药材的生产方式，促进中药资源产业发展，促进中药材规范化种植，提升中药材质量具有指导意义。本书适合中药栽培专业学生及基层药农阅读，也希望编写组广泛听取吸纳药农宝贵经验，不断丰富技术内容。

书将付梓，先睹为悦，谨以上言，以斯充序。

中国中医科学院　院长

中　国　工　程　院　院士　　张伯礼

丁酉秋于东直门

总 前 言

中药材是中医药事业传承和发展的物质基础，是关系国计民生的战略性资源。中药材保护和发展得到了党中央、国务院的高度重视，一系列促进中药材发展的法律规划的颁布，如《中华人民共和国中医药法》的颁布，为野生资源保护和中药材规范化种植养殖提供了法律依据；《中医药发展战略规划纲要（2016—2030年）》提出推进"中药材规范化种植养殖"战略布局；《中药材保护和发展规划（2015—2020年）》对我国中药材资源保护和中药材产业发展进行了全面部署。

中药材生产和加工是中药产业发展的"第一关"，对保证中药供给和质量安全起着最为关键的作用。影响中药材质量的问题也最为复杂，存在种源、环境因子、种植技术、加工工艺等多个环节影响，是我国中医药管理的重点和难点。多数中药材规模化种植历史不超过30年，所积累的生产经验和研究资料严重不足。中药材科学种植还需要大量的研究和长期的实践。

中药材质量上存在特殊性，不能单纯考虑产量问题，不能简单复制农业经验。中药材生产必须强调道地药材，需要优良的品种遗传，特定的生态环境条件和适宜的栽培加工技术。为了推动中药材生产现代化，我与我的团队承担了农业部现代农业产业技术体系"中药材产业技术体系"建设任务。结合国家中医药管理局建立的全国中药资源动态监测体系，致力于收集、整理中药材生产加工适宜技术。这些适宜技术限于信息沟通渠道闭塞，并未能得到很好的推广和应用。

本丛书在第四次全国中药资源普查试点工作的基础下，历时三年，从药用资源分布、栽培技术、特色适宜技术、药材质量、现代应用与研究五个方面系统收集、整理了近百个品种全国范围内二十年来的生产加工适宜技术。这些适宜技术多源于基层，简单实用、被老百姓广泛接受，且经过长期实践、能够充分利用土地或其他资源。一些适宜技术尤其适用于经济欠发达的偏远地区和生态脆弱区的中药材栽培，这些地方农民收入来源较少，适宜技术推广有助于该地区实现精准扶贫。一些适宜技术提供了中药材生产的机械化解决方案，或者解决珍稀濒危资源繁育问题，为中药资源绿色可持续发展提供技术支持。

本套丛书以品种分册，参与编写的作者均为第四次全国中药资源普查中各省中药原料质量监测和技术服务中心的主任或一线专家、具有丰富种植经验的中药农业专家。在编写过程中，专家们查阅大量文献资料结合普查及自身经验，几经会议讨论，数易其稿。书稿完成后，我们又组织药用植物专家、农学家对书中所涉及植物分类检索表、农业病虫害及用药等内容进行审核确定，最终形成《中药材生产加工适宜技术》系列丛书。

在此，感谢各承担单位和审稿专家严谨、认真的工作，使得本套丛书最终付梓。希望本套丛书的出版，能对正在进行中药农业生产的地区及从业人员，有一些切实的参考价值；对规范和建立统一的中药材种植、采收、加工及检验的质量标准有一点实际的推动。

2017年11月24日

前　言

中药材是中医药文化的精髓，中药材质量的好坏是中医药发挥临床疗效的物质基础。规范的栽培及产地加工技术，是得到优质可靠的中药材的前提，是保证中药饮片、中成药质量稳定可控的先决条件。

中药材的生产过程包含药材的种植、采收、加工等内容，其中的每一个过程均会影响药材质量。为进一步规范中药材种植技术，提高牡丹皮药材质量，编者结合自身工作及栽培加工实践经验，在分析目前生产上存在问题和解决对策的基础上，查阅了相关著作及科研论文等资料，对牡丹皮道地药材的生产技术及其特点进行整理，编写了《牡丹皮生产加工适宜技术》。以期为生产优质可控的牡丹皮药材提供技术参考。

本书主要介绍牡丹皮的生产加工适宜技术，阐述了牡丹皮的资源、种植、加工、开发及药材学等内容，在突出适宜技术的基础上兼顾知识的系统性。章节设置包括植物学知识、药材学知识和农学知识。全书共分六章，第一章为概述，简要介绍了中药材牡丹皮的来源和药材学知识；第二章为牡丹皮药用资源，主要介绍牡丹皮基源植物的形态和生物学特征，以及在全国范围内的生态适宜种植区域；第三章和第四章为牡丹皮栽培技术和特色适宜技术，对牡丹皮的栽培、采收和加工技术进行了系统的介绍。第五章和第六章为牡丹皮药材质量评价和现代研究与应用，简述了牡

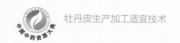

丹皮的药材学特点和药理作用，并对目前最新的科研成果进行了介绍。在编写过程中本着基本理论和生产实践相结合的原则，力求科学性、先进性和实用性。

本书在编写过程中参考了大量论文和专著，主要参考文献录于书后，但由于参阅文献较多不能全部列入，敬请各位作者谅解！在此，对上述相关参考文献的编著者一并表示诚挚的谢意！同时，也感谢浙江中医药大学张水利教授、浙江省森林资源监测中心陈征海、张芬耀，以及浙江中医药大学倪孔正、滕飞等在书籍、照片方面给予的帮助。

由于编写者水平有限，时间仓促，书中难免存在疏漏之处，希望广大读者提出宝贵的意见，以便今后修订。

编者

2017年4月

目　录

第1章

概　述

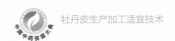

牡丹皮为毛茛科植物牡丹*Paeonia suffruticosa* Andr. 的干燥根皮，秋季采挖其根部，除去细根和泥砂，剥取根皮，晒干或刮去粗皮，除去木心，晒干。前者习称连丹皮，后者习称刮丹皮。主产于安徽、四川、河南、山东等地。牡丹植株如图1-1所示。

牡丹皮味苦、辛，性微寒，归心、肝、肾经；具清热凉血，活血化瘀之功效；为治无汗骨蒸之要药，临床用于热入营血、温毒发斑、血热吐衄、经闭痛经、跌打损伤等症。用量为6～12g。清热凉血宜生用，活血化瘀宜酒炙用。血虚有寒、月经过多者不宜使用，孕妇慎用。

牡丹皮属于可以满足市场需求的商品。据相关资料统计，国内外对丹皮药材的年需求量300万～400万kg。

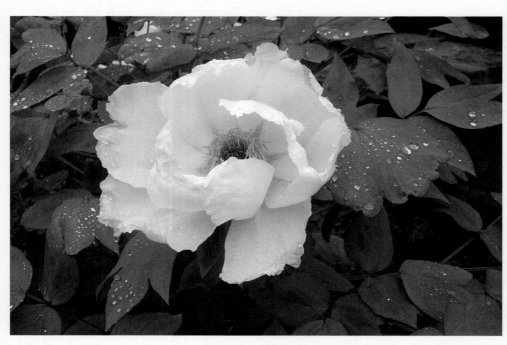

图1-1　牡丹植株

第2章

牡丹皮药用资源

一、形态特征及分类检索

（一）形态特征

牡丹皮，中药名，为毛茛科植物牡丹（*Paeonia suffruticosa* Andr.）的干燥根皮。牡丹为落叶灌木，茎高达2m；分枝短而粗（图2-1）。叶通常为二回三出复叶，偶尔近枝顶的叶为3小叶；顶生小叶宽卵形，长7～8cm，宽5.5～7cm，3裂至中部，裂片不裂或2～3浅裂，表面绿色，无毛，背面淡绿色，有时具白粉，沿叶脉疏生短柔毛或近无毛，小叶柄长1.2～3cm；侧生小叶狭卵形或长圆状卵形，长4.5～6.5cm，宽2.5～4cm，不等2裂至3浅裂或不裂，近无柄；叶柄长5～11cm，和叶轴均无毛。花单生枝顶，直径10～17cm；花梗长4～6cm；苞片5，长椭圆形，大小不等；萼片5，绿色，宽卵形，大小不等；花瓣5，或为重瓣，玫瑰色、红紫色、粉红色至白色，通常变异很大，倒卵形，长5～8cm，宽4.2～6cm，顶端呈不规则的波状；雄蕊长1～1.7cm，花丝紫红色、粉红色，上部白色，长约1.3cm，花药长圆形，长4mm；花盘革质，杯状，紫红色，顶端有数个

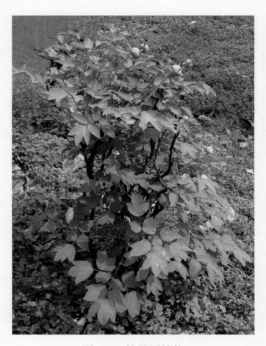

图2-1　牡丹原植物

4

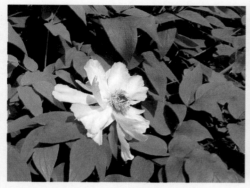

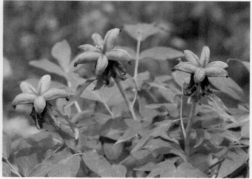

图2-2　牡丹花期　　　　　　　　　　　　图2-3　牡丹果期

锐齿或裂片，完全包住心皮，在心皮成熟时开裂；心皮5，稀更多，密生柔毛。蓇葖长圆形，密生黄褐色硬毛。花期5月（图2-2）；果期6月（图2-3）。

（二）分类检索

牡丹皮基原植物及其近缘植物分类检索表

1 灌木或亚灌木；花盘发达，革质或肉质，包裹心皮达1/3以上（牡丹组Sect. Moutan DC.）。

　2 当年生枝生数朵花；花盘肉质，仅包裹心皮下部。

　　3 花黄色，有时基部紫红色或边缘紫红色（云南、四川西南部、西藏东南部）………

　　　………黄牡丹*Paeonia delavayi* Franch. var. *lutea* (Delavay ex Franch.) Finet et Gagnep.

　　3 花紫色、红色。

　　　4 叶的小裂片披针形至长圆状披针形，宽0.7～2cm（云南西北部、四川西南部、西藏东南）……………………野牡丹*Paeonia delavayi* Franch.

5

4 叶的裂片线状披针形或狭披针形，宽4～7mm（四川西部）……………………

……………… **狭叶牡丹** *Paeonia delavayi* Franch. var. *angustiloba* Rehd. et Wils.

2 单花着生于当年生枝的顶端；花盘革质，包裹心皮达1/2以上。

5 心皮无毛，革质花盘包裹心皮1/2～2/3；小叶片长2.5～4.5cm，宽1.2～2cm，分裂、

裂片细（四川西北部）……………………………………………………………………

……… **四川牡丹** *Paeonia decomposita* Hand.-Mazz. subsp. *decomposita* Hand.-Mazz.

5 心皮密生淡黄色柔毛，革质花盘全包住心皮；小叶片长4.5～8cm，宽2.5～7cm，不

裂或分裂。

6 花瓣内面基部具深紫色斑块；顶生小叶通常不裂，稀3裂（四川北部、甘肃南

部、陕西南部）……………………………………………………………………………

…………… **紫斑牡丹** *Paeonia suffruticosa* Andr. var. *papaveracea* (Andr.) Kerner

6 花瓣内面基部无紫色斑块；顶生小叶3裂，侧生小叶不裂或3～4浅裂。

7 叶轴和叶柄均无毛；顶生小叶3裂至中部，侧生小叶不裂或3～4浅裂（原产陕

西，栽培植物）…………………………… **牡丹** *Paeonia suffruticosa* Andr.

7 叶轴和叶柄均生短柔毛；顶生小叶3深裂，裂片再浅裂（陕西）………………

……………………………… **矮牡丹** *Paeonia jishanensis* T. Hong et W. Z. Zhao

1 多年生草本；花盘不发达，肉质，仅包裹心皮基部（芍药组 Sect. Paeon DC.）。

8 小叶不分裂。

9 单花顶生；叶全缘；常为野生种。

10 小叶长圆状卵形至长圆状倒卵形，顶端尾状渐尖，两面无毛（云南东北部、贵州西部、四川中南部、甘肃南部、陕西南部）⋯⋯⋯⋯⋯⋯ **美丽芍药** *Paeonia mairei* **Lévl.**

10 小叶倒卵形或宽椭圆形，顶端短尖，无毛或有毛。

11 小叶背面无毛，有时沿叶脉生疏柔毛（四川东部、贵州、湖南西部、江西、浙江、安徽、湖北、河南西北部、陕西南部、宁夏南部、山西、河北、东北）⋯⋯⋯⋯⋯⋯⋯⋯⋯⋯⋯⋯⋯⋯⋯⋯⋯⋯ **草芍药** *Paeonia obovata* **Maxim.**

11 小叶背面密生长柔毛或绒毛（四川东北部、甘肃南部、陕西南部、湖北西部、河南、安徽）⋯⋯⋯⋯⋯⋯⋯⋯⋯⋯⋯⋯⋯⋯⋯⋯⋯⋯⋯⋯⋯⋯⋯⋯⋯⋯⋯ **毛叶草芍药** *Paeonia obovata* **subsp.** *willmottiae* **(Stapf) D. Y. Hong et K. Y. Pan**

9 花常为数朵，但有时仅顶生的发育开放；小叶狭卵形、椭圆形或披针形，边缘具骨质细齿。

12 心皮无毛；花白色、红色，单瓣或重瓣（东北、华北、陕西及甘肃南部）⋯⋯⋯⋯⋯⋯⋯⋯⋯⋯⋯⋯⋯⋯⋯⋯⋯⋯⋯⋯⋯⋯⋯ **芍药** *Paeonia lactiflora* **Pall.**

12 心皮密生柔毛；花白色，多为重瓣（东北、河北、山西及内蒙古东部）⋯⋯⋯⋯⋯⋯⋯⋯⋯⋯⋯⋯⋯⋯ **毛果芍药** *Paeonia lactiflora* **Pall. var.** *trichocarpa* **(Bunge) Stern**

8 小叶分裂。

13 小叶仅顶生一枚3裂，侧生小叶不裂或不等2裂狭长圆形至长圆状披针形，长9～13cm，宽1.2～3cm，无毛；心皮有毛或无毛；花白色。

14 花通常盛开3朵；心皮密生淡黄色糙伏毛；果皮成熟时不反卷（西藏南部）⋯⋯⋯⋯

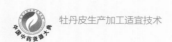

················ 多花芍药*Paeonia emodi* Wall. ex Royle

14 花通常盛开1朵；心皮无毛；果成熟时果皮反卷（西藏东南部）················

················ 白花芍药*Paeonia sterniana* Fletcher

13 小叶多裂，裂片再分裂，窄披针形至披针形，长3.5～10cm，宽0.4～1.7cm；沿叶脉有毛

或无毛，心皮密生黄色绒毛，稀无毛；花红色。

15 根分枝，分枝圆柱形；花常为数朵，但有时仅顶生一朵发育开放，其他的保持花芽

状态，或为单花顶生。

16 花数朵，顶生和腋生，有时仅顶生一朵发育开放。

17 心皮无毛（四川西北部、甘肃南部）················

·········光果赤芍*Paeonia anomala* L. subsp. *veitchii* (Lynch) D. Y. Hong et K. Y. Pan

17 心皮密生黄色绒毛。

18 叶背面叶脉、叶柄及萼片内面均无毛（西藏东部、四川、青海东部、甘肃及

陕西南部）················ 川赤芍*Paeonia veitchii* Lynch

18 叶背面叶脉、叶柄及萼片内面均具短硬毛（四川、甘肃南部）················

············ 毛赤芍*Peaonia veitchii* Lynch var. *woodwardii* (Stapf ex Cox) Stern

16 单花顶生。

19 心皮3（～2），密生黄褐色柔毛（四川西北部、甘肃、陕西、山西）················

················ 单花赤芍*Paeonia veitchii* var. *uniflora* K. Y. Pan

　　19 心皮4～5，无毛（新疆北部）…… **新疆芍药*Paeonia anomala* L. subsp. *anomala* L.**

15 块根纺锤形或近球形；单花顶生。

　　20 心皮2（3～5），无毛（新疆西北部）……………… **窄叶芍药*Paeonia anomala* L.**

　　20 心皮3（～2），密被黄色柔毛（新疆西北部）…… **块根芍药*Paeonia intermedia* C. A. Mey.**

二、牡丹的生物学特征

　　牡丹，多年生灌木。春季，温度5℃左右时其根部开始萌动，1月下旬至2月上旬芽萌动膨大，2月下旬或3月上旬出现花蕾，3月下旬至4月中旬开花，4月下旬至5月上旬花芽分化，9月至11月下旬花芽分化结束。秋季降温后，其根开始生长。10月下旬至11月上旬进入倒苗期，枝叶枯萎后进入休眠状态。第二年春开始下一个生长年周期。

（一）种子萌发特性

　　在自然条件下，牡丹种子具有休眠特性，包括下胚轴的休眠和上胚轴的休眠，其中，上胚轴的休眠尤为突出。通过实验研究证明，牡丹种子在低温沙藏层积20天左右，结合使用100～400mg/L浓度的赤霉素处理，可显著缩短牡丹种子的休眠时间。牡丹种子如图2-4所示。

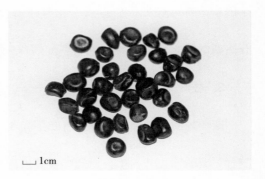

图2-4　牡丹种子

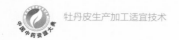

（二）生长发育特性

1. 根

立春后，牡丹的根变粗变长，数量变多，吸收作用加强，生长旺盛，以满足地上部分发育过程中对养分的需求。夏季高温多湿环境下，根的生长活动减缓，秋季降温后进入二次生长，积累营养物质。冬季继续降温后，根进入休眠停止生长，第二年开春开始新的生长周期。牡丹的根长、数量、直径随年周期有不同变化规律。牡丹根皮的最佳采收时期为栽种4至5年后，此时它的根的物质累计达到相对固定值。

2．芽

牡丹的芽为麟芽，1月中下旬时前一年完成分化的芽开始萌动。芽分为花芽和叶芽。花芽顶端开花，较肥大；叶芽则发育成叶片，因此较小。牡丹花凋谢后，在当年生枝

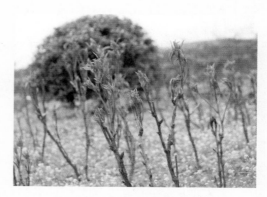

图2-5　牡丹抽芽期

条的中下部叶腋处为生芽点，花芽开始分化，至秋末大多分化完成，第二年春季开始新的生长周期。牡丹抽芽期如图2-5所示。

3. 枝叶

即牡丹的枝条和叶。枝条有叶芽和花芽抽枝形成的营养枝和花枝。牡丹的叶片随着枝条的伸长开始生长，幼叶淡红褐色身披少许绒毛，全部展开后变为绿色，绒毛脱落。枝叶长定后分枝数为9～12，叶互生，2回3出复叶，叶片数为8～10片。立

秋后叶片变黄，当年生无芽点的枝条枯死，有芽点的茎节木质化存活，第二年春天开始新一轮的抽枝长叶。

4. 花

牡丹的花芽为混合芽，入春后前一年完成分化的花芽开始萌动。2月下旬温度升高，牡丹花芽尖端微裂露出幼叶，进入现蕾期（图2-6）。3月中旬花蕾长定变软开始透色，花瓣微张，花心露出，雄蕊雌蕊显现。3月下旬花瓣全开，4月中旬开始凋谢，花期15天左右（图2-7）。

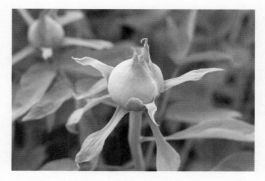

图2-6 牡丹花蕾

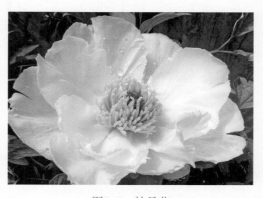

图2-7 牡丹花

5. 果

重瓣牡丹不能结果。单瓣牡丹开花授粉后到4月中旬，子房开始膨大，4月下旬至5月上旬形成果实，5月下旬果实成熟，果实长2.5～4cm，直径1～1.5cm（图2-8）。

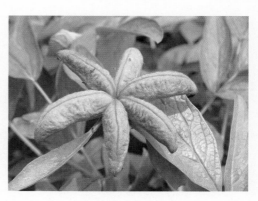

图2-8 牡丹果

（三）抗性特点

1. 牡丹的抗旱能力

牡丹根系发达，具有多数深根形的肉质主根和侧根，储有大量养分和水分。并

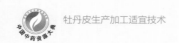
且，牡丹叶片的上表皮无气孔，其水分流失速度慢。此外，牡丹维管束较多，输送水分和养料的水平较高。故牡丹的抗旱能力较强。

2. 牡丹的抗寒能力

牡丹原产于温带地区的落叶灌木，以多年生木质化枝条及肉质根系越冬，栽培品种牡丹的根系多采用芍药根嫁接，抗寒性较强，其地上枝芽是越冬成败的主要承载体。越冬期间，随外界温度的变化周期，牡丹抗寒性呈动态变化。牡丹抗寒性受综合因素作用，其抗寒能力存在品种间及品种群间的差异性，紫斑牡丹相对传统品种牡丹具有更好的适应性和抗寒性。

3. 牡丹的抗盐碱能力

牡丹（尤其紫斑牡丹）具有良好的耐盐碱性，从偏酸到偏碱砂质到黏土都能生长良好，其根系深0.5~0.6m。对提升和改善非生产性适宜用地（如盐碱地）有重要作用。

4. 牡丹的抗高温能力

牡丹的抗高温能力较弱，但当遭到高温胁迫时，牡丹叶片中的游离脯氨酸累积，过氧化物酶活性升高，提高其植物细胞原生质渗透压，防止水分散失，提高原生质胶体稳定，即通过一系列保护性生理反应以适应高温胁迫。

5. 牡丹的抗病虫害能力

牡丹的抗病虫害能力较弱。由于牡丹连年重茬栽植，使得牡丹易患叶斑病[包括牡丹红斑病（病原物为牡丹枝孢*Cladosporium paeoniae*）、褐斑病（病原物为牡丹盘单毛孢*Monochaetia monochaeta*），牡丹灰霉病（病原物为牡丹葡萄孢*Botrytis paeoniae*）

等叶部病害]，牡丹根腐病[病原物为茄腐皮镰刀菌（*Fusarium solani*）和蜜环菌（*Armillari mellea*）复合浸染]以及柑橘粉蚧（*Planococcus citri*）。这对牡丹及丹皮的质量及产量造成严重影响。

三、地理分布

牡丹原产于中国西部秦岭和大巴山一带山区，为落叶灌木。隋朝时期，牡丹主要以洛阳为栽培中心。唐代，牡丹的种植范围从北方地区扩大到长江以南地区。北宋时期仍以洛阳为栽培中心，南宋时转移至天彭，明代则以亳州为主，清代以曹州为主。公元724～749年，中国牡丹进入日本；1330～1851年，法国对引进的中国牡丹进行大量繁育；1656年，荷兰东鳊公司将牡丹引入荷兰；1789年英国丘园引进牡丹。目前，牡丹主要分布于安徽、四川、河南、山东等地。

四、生态适宜分布区与适宜种植区

（一）野生牡丹的生态适宜分布

野生牡丹种质资源丰富，主要有矮牡丹、卵叶牡丹、紫斑牡丹、杨山牡丹、四川牡丹、狭叶牡丹、紫牡丹、黄牡丹、大花黄牡丹、延安牡丹、林氏牡丹等，它们的生长分布受年降水量、温度、湿度等影响。

（1）矮牡丹　主要分布于陕西西南部和陕西北部。陕西西南部的浦县、程县、永济等地，在程县西社乡马跑泉村附近为矮牡丹集中分布区。在陕西中部，矮牡丹

13

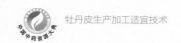

分布于延安市万花山，宜川县、铜川市耀州区等地也有少量分布。

（2）卵叶牡丹　生长于湖北神农架松柏镇。

（3）紫斑牡丹　分布区域比较广泛，主要分布于陕西境内秦岭中段以西太白山，以北陕西延安，甘肃西秦岭山南、北坡，天水、两当、微县、成县、康县、文县、武都、舟曲等县的林区，以及兰州附近的临夏、宁夏，青海西宁，河南伏牛山，湖北神农架，四川西北部秦巴山地等地区。

（4）杨山牡丹　分布在秦岭山脉向西到甘肃省东南部，向南到湖北西南部及湖南西北部，向北经河南东南部分布到安徽南部。

（5）四川牡丹　分布范围极其狭窄，仅见于四川西北部马尔康县马尔康镇、松岗及金川县马尔邦一带。狭叶牡丹分布于四川西北巴塘、雅江、道浮、康定，云南昆明、丽江、嵩明、东川等地的河谷及林缘地带。

（6）紫牡丹　分布于云南丽江玉龙雪山、永宁、鹤庆、大理、德钦、中甸等地，四川西南部木里及西藏东南部扎囊地区。

（7）黄牡丹　分布于云南中部昆明、嵩山、禄劝；西北部大理、洱源、德钦、中甸、丽江、维西及东、西部景东一带。此外，还分布于西藏东部波密、林芝、工布江达、隆子一带，以及四川西南部木里等地。

（8）大花黄牡丹　分布于中国西藏东南部的藏布峡谷的一较小范围内，林芝、米林一带。

（9）延安牡丹　产于陕西延安万花山侧柏林中。

（10）林氏牡丹　产于甘肃（文县白马河沟海拔1570m林内、陡坡岩缝）、湖北（宝康大水海拔1600m山区）、河南（内乡宝天曼海拔800m，篙山西沙沟海拔1080m的地方）。

（二）栽培牡丹生态适宜区

牡丹适宜种植的区域主要有：安徽省淮南市、淮北市、蚌埠市、滁州市、宿州市、阜阳市、六安市、巢湖市、天长市、亳州市、明光市、合肥市、芜湖市、马鞍山市、安庆市、铜陵市、黄山市、宣城市、池州市、界首市、桐城市、宁国市。甘肃省兰州市区、天水市、临夏市、定西市、西峰区、平凉市、合作市、庆阳市、白银市、金昌市、嘉峪关市、武威市、张掖市、酒泉市、陇南市。河北省石家庄市、唐山市、邯郸市、保定市、秦皇岛市、邢台市、承德市、廊坊市、衡水市、定州市、涿州市、三河市、迁安市、沙河市、霸州市、高碑店市、辛集市、遵化市、藁城市、深州市、武安市、安国市、河间市、新乐市、南宫市、鹿泉市、冀州市、晋州市、张家口市、沧州市、任丘市、泊头市。河南省郑州市、洛阳市、平顶山市、新乡市、开封市、焦作市、安阳市、南阳市、漂河市、濮阳市、鹤壁市、许昌市、三门峡市、商丘市、信阳市、济源市、驻马店市、周口市、新郑市、禹州市、邓州市、巩义市、长葛市、义马市、林州市、永城市、灵宝市、汝州市、孟州市、卫辉市、辉县市、项城市、舞钢市、荥阳市、新密市、沁阳市、偃师市、登封市。湖北省襄樊市、宜城市、荆门市、当阳市、宜昌市、利川市、恩施市、宜都市、武汉市、孝感市。湖南省岳阳市、常德市、张家界市。吉林省长春市、吉林市、辽源市、四平市、通化市、白山市、敦化市、延吉市。江苏省徐州市、淮安市、宿迁市、邳州市、新沂市、南京市、无锡市、苏州市、常州市、南通市、镇江市、连云港市、扬州市、盐城市、泰州市、通州市、海门市、宜兴市、江阴市、溧阳市、如皋市、常熟市、东台市、启东市、丹阳市、兴化市、泰兴市、江都市、仪征市、姜堰市、昆山市、张家港市、大丰市、高邮市、靖江市、太仓市、句容市、金坛市、扬中市。江西省九江市、瑞昌市、景德镇市、乐平市、德兴市、萍乡市、井冈山市。辽宁省大连市、鞍山市、丹东市、锦州市、抚顺市、阜新市、铁岭市、沈阳市。山东省济南市、淄博市、枣庄市、潍坊市、临沂市、泰安市、济宁市、莱芜市、德州市、聊城市、滕州市、新泰市、邹城市、肥城市、菏泽市、章丘市、龙口市、兖州市、平度市、青州市、寿光市、莱阳市、安丘市、曲阜市、诸城市、昌邑市、临清市、莱西市、栖霞市、禹城市、乐陵市、青岛市、烟台市、东营市、日照市、威海市、莱州市、荣成市、高密市、滨州市、胶州市、文登市、即墨市、招远市、胶南市、海阳市、蓬莱市、乳山市。陕西省西安市、咸阳市、宝鸡市、铜川市、汉中市、渭南市、延安市、安康市、商洛市、兴平市、韩城市、华阴市。山西省太原市、阳泉市、长治市、晋城市、临汾市、晋中市、运城市、忻州市、孝义市、侯马市、原平市、古交市、霍州市、介休市、永济市、河津市、汾阳市、高平市、潞城市、吕梁市。浙江省杭州市、宁波市、湖州市、嘉兴市、绍兴市、金华市、舟山市、瑞安市、余姚市、临海市、海宁市、慈溪市、温岭市、诸暨市、桐乡市、上虞市、兰溪市、乐清市、建德市、义乌市、平湖市、嵊州市、东阳市、奉化市、江山市、临安市、永康市、龙泉市。

第3章

牡丹栽培技术

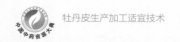

一、种子种苗繁育

（一）繁殖方式及材料

牡丹的繁殖方式分有性繁殖和无性繁殖。其繁殖方式不同，种质材料不同。

（1）有性繁殖以种子作为种质材料。

（2）无性繁殖包括分株、嫁接、扦插、压条和组织培养等。①分株以牡丹分成的多株小牡丹为种质材料；②嫁接以牡丹下部生长的6～10cm一年生壮枝、带健壮顶芽和2～3个侧芽的接穗作为种质材料；③扦插以牡丹根部长出的当年生土芽枝或茎干强壮、顶芽饱满、无病虫害的枝条作穗；④压条以牡丹枝条作为种质材料；⑤组织培养则以牡丹的胚、花芽、茎尖、嫩叶等作为材料。

（二）繁殖技术

牡丹的有性繁育也称种子繁殖，是利用牡丹通过有性发育阶段胚珠受精所形成的种子进行繁殖的繁殖方式。无性繁殖包括扦插、分株、嫁接、压条、组织培养等多种方式，现将其繁殖的具体方法列出如下。

1. 有性繁殖

牡丹种子存在上胚轴休眠现象，低温层积结合赤霉素可打破其休眠。牡丹种子发芽对季节有较强的依赖，在8～9月将其播种，易于其胚根胚芽的生长。种子多适合用条播，少则适合穴播、盆播等。条播前选择向阳通风处进行播种，每公顷施充分腐熟的农家肥3750～6000kg，深翻，约18～20cm，耙平后按30～50cm的行距开

4～6cm深的沟用于播种。

2. 无性繁殖

（1）分株繁殖 分株繁殖选在寒露前为宜，南方温暖地区可稍作推迟，北方寒冷地区可适当提前，黄河流域一般选在9月下旬至10月下旬。

牡丹分株繁殖一般选择4～5年生长健壮的母株，将其从根茎处分开。分株后无萌蘖枝，可保持枝干上潜伏芽或剪去枝条上部留下下部的1～2个腋芽；若有萌蘖枝，可将其剪去，选择根茎上部3～5cm处剪去，用1% $CuSO_4$或400倍多菌灵溶液浸泡后栽植。

（2）嫁接 牡丹嫁接宜选在初秋之后重阳之前，最适宜时间是在白露左右，这时嫁接成活率高达80%～90%。嫁接时可选择芍药根、牡丹实生苗作为砧木，选择牡丹下部生长的6～10cm一年生壮枝、带健壮顶芽和2～3个侧芽的接穗。牡丹嫁接通常采用枝接和芽接的形式。枝接法又可分为掘接法和居接法。

①枝接法

·掘接法：可选择芍药根或牡丹根作砧木。先用刀在接穗下端2～3cm处的两侧对称削成楔形，同时将砧木顶端削平，再从一侧从上而下一刀削出一个深度为砧木直径的2/3、长度3～4cm的裂缝。随后接穗插入裂缝中，使两者皮层对准密接；用麻绳或塑料薄膜条绑紧，并用黏土浆涂抹接口，然后即可栽植。

·居接法：为将原株牡丹地上部分枝条5～6cm处以上的全部剪去，剩余方法同掘接法。

②芽接法：一般选择6～7月间进行，此时成活率较高。选择实生牡丹苗作砧木，

19

当年生枝条上的充实饱满芽作接穗。在植株腋芽下方约2cm处各横切一刀，进行环剥或切取方块状芽为接芽；再在同样粗细的砧木枝条上切取同样尺寸的切面，然后将接芽贴在切面上，用麻绳或塑料薄膜条绑紧。

③嫁接牡丹的适宜时间：牡丹嫁接依赖于特定温度和湿度，嫁接在秋初后重阳前，尤以白露前后嫁接成活率最高。

（3）扦插繁殖　在秋分前后，将两年生粗壮充实枝条剪成10～15cm长的插穗后，用500～1000mg/L的赤霉素（GA_3）或500mg/L的吲哚乙酸（IAA）处理，并将2/3的枝条插入砂质壤土中，湿度适当。若选择当年生的健壮萌蘖枝，则在9月前后将其剪成带2～3个芽的插穗，用500mg/L的萘乙酸（NAA）或300mg/L的吲哚丁酸钾（IBA）处理后扦插在砂土比1∶1的混合基质中，于18～25℃温度下培养20～30天可产生不定根。但牡丹扦插成活率较低，养护难，生产上较少采用。

（4）组织培养

①材料：牡丹的组织培养技术一般选取顶芽和叶柄，地下芽次之。

②处理：取饱满鳞芽、腋芽或顶芽，先用流水冲洗，再在加入洗洁精的84消毒液中浸泡20分钟，去除其尘土后再用流水冲洗10分钟，随后用吸水纸吸除水分，用75%乙醇消毒30秒，再用0.1% $HgCl_2$处理8～10分钟，无菌水冲洗5～6遍后，切除芽较老鳞片，接种。

③培养基：在牡丹组织培养中，MS培养基和1/2MS培养基使用较为广泛，添加琼脂10g/L，蔗糖30g/L，调节pH 5.7～5.8，根据不同的需求添加不同种类、浓度的激素。

④培养条件：培养温度为25℃±1℃，光照强度2000lx，光照时间11h/d。

⑤芽增殖诱导：将预处理过的芽，移至芽诱导培养基中，黑暗条件下培养7天后转移至2000lx的光强度下继续培养。

⑥丛生芽诱导培养：将经过诱导培养基诱导培养出的芽，转接增殖培养基上诱导丛生芽，培养30天左右。

⑦生根壮苗培养：芽条长到2～3cm时，切下高于2cm以上的丛生芽，转接到生根培养基上进行生根壮苗诱导，其余的转接至增殖培养基上进行丛生芽诱导。

⑧炼苗移栽：将长势一致的生根试管苗移栽至装满珍珠岩的塑料杯中进行锻炼。每隔7天浇灌一次营养液和0.1%的多灵菌，20天左右，炼苗过程结束，移栽至大田。

二、栽培技术

（一）选地整地

牡丹，喜冷燥忌热湿，惧烈风酷日，因此在栽植牡丹时应选择土质疏松、土层深厚的砂质壤土，要求牡丹栽植地块高亢向阳、不重茬，且具有很好的排灌水能力。牡丹栽植前1～2个月深翻土壤，深度50～60cm即可，整平做成高畦，畦呈龟背形，以便排水，畦宽1.5～2.0m、沟深30cm、沟宽40cm。牡丹种植基地如图3-1所示。

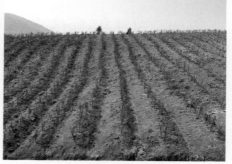

图3-1　牡丹种植基地

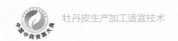

（二）播种育苗

牡丹的播种育苗适宜在处暑后至白露前，即农历7月底。选择颗粒饱满的成熟种子，用50℃温水浸种24～30小时，播种前再用500～1000mg/L的赤霉素处理24小时，与适量草木灰拌匀后进行播种。

播种分穴播、条播，穴播每穴播6～8粒，每隔20cm 1穴、条播行距15cm，开4～6cm沟，将种子每隔4～6cm播1粒于沟内，然后盖土3cm左右，稍微浇水，为保湿，可在苗床上遮阳，忌浇过多水，防止土壤板结，入冬前将遮阳物去掉，霜冻前用稻草或树叶覆盖苗床以防冻害，翌年2月，去掉覆盖物，并浇水。萌芽后注意松土除草。

（三）田间管理

移栽定植：选在秋季落叶后，即9～10月份，将2年生种苗挖起移栽。按行、株距50cm×30cm、深20～30cm挖坑，每个坑种1株壮实的牡丹或2～3株较小的牡丹。填土时根系需伸直，且保持根部舒展并与土壤密接，栽植后浇水以定根。

（四）中耕除草

移栽第2年春季出芽后开始中耕除草，每年中耕3～4次，保持地内无杂草，土壤疏松。一般结合中耕除草要进行培土。

（五）露根

4～5月份晴天时，揭去覆盖物，扒开根际周围的泥土，露出根蔸，让其接收光照。2～3天后结合中耕除草，再培土施肥。

（六）追肥

牡丹整个生长发育周期内需要多种营养元素，如果生长周期缺乏某种矿物营养元素，就不能正常生长发育。必需营养元素有氮（N）、磷（P）、钾（K）、钙（Ca）、镁（Mg）、硫（S）、铁（Fe）、锰（Mn）、锌（Zn）、铜（Cu）、钼（Mo）、硼（B）、氯（Cl），此外，还有碳（C）、氢（H）、氧（O）等。在这些种必需营养元素中，除碳、氢、氧主要来自空气和水外，其余的元素主要依靠土壤来供给。

合理施肥是提高作物产量、改善品质的有效措施。在牡丹的整个生育期内，由于对氮元素需要量较大，而各试点土壤的有效氮含量普遍偏低，所以应适量追施化肥，以氮为主、氮磷配合。以水调肥，提高土壤灌排能力。充分利用自然降水和地下水资源，由井灌、渠灌逐步向喷灌、滴灌方向发展，以水调肥。

牡丹在开春化冻、开花以后和入冬前各施肥1次，每亩可施腐熟的有机肥150～200kg。施肥一般结合培土进行。

1. 春季

早春在开花前1个月左右，应施1次花前肥。花前肥以速效肥为主，可选用微肥或磷酸二氨，主要用于"攻花"，促进花蕾迅速膨大；观赏园的牡丹花败后半个月内施1次花后肥，以促进枝叶生长和花芽健康分化，为来年开花打下基础，花后肥应以磷、钾复合肥为主，施肥后浇水；或叶面喷施，也可施用充分腐熟的有机肥。牡丹春季生长期如图3-2所示。

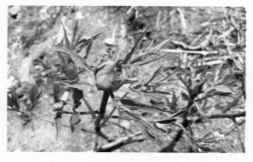

图3-2 牡丹春季生长期

2. 冬季

牡丹喜肥，及时施肥很重要。实践证明，由于牡丹在冬季处于休眠期，即使施入较多的肥料，也不致产生烧根现象。但为了安全起见，施肥应施适量的充分腐熟的粗粪或人粪尿，施肥数量应量苗施用。在以有机肥料为主的情况下，每株牡丹也可掺入复合肥，肥效更佳。施肥时需注意应在距牡丹主根20～25cm处两侧挖10cm的浅穴施入，肥料勿直接与根系接触，以免烧根。

（七）灌溉排水

牡丹忌涝，土壤水分过多，会造成烂根烂叶，易发生病虫害；水分不足，又会影响植株的正常生长和发育，进而影响其观赏价值。牡丹在不同的生长发育阶段，对水分的需求不同。种子萌发期，需充足的水分，有利于胚根和胚芽的萌发。幼苗期，根系弱小，在土壤中分布浅，抗旱力弱，需要较多的水分。旺盛生长期，需充足的水分，促进抽梢形成树冠骨架。开花结果期，需要较低的空气湿度和较高的土壤含水量，一方面满足开花与传粉所需的空气湿度，另一方面充足的水分有利于果实发育。果实和种子成熟期，要求水分较少，空气干燥。休眠期，控制浇水，增强植物的抗寒性，使植物完成休眠。

受季风气候的影响，北方地区4、6月为干旱季节。降雨量较少，蒸发量大，应适当增加浇水次数。7～8月是雨季，降水多，要减少浇水次数，而且需要注意雨后排涝。秋季植物进入生长后期，需水量小，可适当少灌水，过多浇水反而会使植物体内水分过多，易造成寒害或冻害。

春季是牡丹旺盛生长期，萌芽、抽枝、开花、都在春季完成，春季生长量要占全年生长量的80%，因此要及时给足水分。灌水方式分为地面灌溉、地下灌溉和空中灌溉。

地面灌溉是效率较高的传统灌水方式，又可分为漫灌、沟灌、穴灌、滴灌等。

漫灌是一种比较粗放的灌溉方式，水分渗入深，有利于根系向下生长，但用水量大，易破坏土壤结构，造成表土板结，不宜提倡。

沟灌方式应用普遍，在植物行间开沟，引水沿沟底流动浸润土壤。沟灌的水分蒸发与流失量较少，可节约用水，能够保持土壤的良好结构，有利于土壤微生物活动，并且方便实行机械化，适用于密度较大、规则种植的基地。

穴灌是用挖坑机等在树冠投影范围内侧挖穴，将水灌入穴中，这种方法水利用率高，浸湿土壤范围宽而均匀，不易引起土壤板结，特别适用于水源缺乏的地区。

滴灌是节水灌溉技术，是将水滴或微小水流缓慢注入土壤的灌溉方法。滴灌能够较准确地控制灌水量，节约用水，蒸发损失小，保持土壤结构，适合各种地形。滴灌的缺点是初始投资比较大；对水分质量的要求很高，水源必须经过严格的过滤，否则会堵塞滴头。

地下灌溉是指将灌溉水引入田面以下一定深度，通过土壤毛细管作用，湿润根

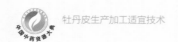

区土壤，以供作物生长需要。这种灌溉方式亦称渗灌，也是一种节水灌溉形式。这种方法灌水量小，灌水效率高，便于地面管理，灌溉后土壤不易板结，但表土湿润不足，不利于苗期生长，并且要求设备条件较高，管理维修难度较大。

空中灌溉是利用专门设备将水喷射到空中，形成细小水滴落到植物和土壤表面，渗入土壤的灌溉方式，常见方式为喷灌。喷灌可以节约用水，保持原有土壤的疏松状态，调节小气候，降低温度等。

雨季应及时清沟排水，防止积水烂根。

（八）摘蕾与整形修剪

科学的整形修剪可以控制其营养生长，促进生殖生长，使花叶果得到充足的阳光，保持其株形完美、生长旺盛，减少病虫害的发生。整形修剪时要结合牡丹的生长习性、生长趋势、生花部位等因素，以保证其花果量。

（1）整形修剪原则

①应使树型内高外低，形成自然丰满的圆头形或半圆形树型。

②灌木内膛的小枝应适量疏剪，强壮枝应进行适当短截，下垂细弱枝及地表萌生的地蘖应彻底疏除。

③栽种多年的应逐年更新衰老枝，疏剪内膛密生枝，培育新枝。

④生长于树冠外的徒长枝，应及时疏除或尽早短截，促生二次枝。

⑤花落后形成的残花、残果，若无其他需要的宜尽早剪除。

⑥成片栽植的灌木丛，修剪时应形成中间高四周低或前面低后面高的丛形。

（2）修剪顺序　先大后小，由粗到细；先上后下，由高到低；先外后内，由头到尾；先开后疏，由轻到重；先疏后截，由长到短；先去后理，由乱到清。

（3）牡丹的修剪　清明节前后时，混合芽开始萌动，此时需要将牡丹枝条上残留的枯梢、花梗和枝叶剪去，同时清理根茎周围杂草。

根据牡丹的株龄、大小、品种、生长势等，选择性留下7～8或者11～12个分布均匀生长健壮的枝条，剪掉枯枝、病虫枝和其他多余的枝条。

掰去早春萌芽根茎部长出的土芽以达到集中养分的目的，保证枝干上留下的芽的萌发开花。

根茎部土芽和老枝上的不定芽需要及时清理，避免消耗牡丹的养分。

留芽修剪时要选择平剪，这样能使伤口小、愈合快。修剪时选择枝干外侧的芽，剪口高于芽的位置1～1.5cm。

如果不留种子，则开花后要及时剪去残花以保留养分，为新一轮的花芽分化提供充足的养分。

牡丹还可以根据不同的分类进行修剪。

①根据用途进行修剪：观赏型牡丹要求花大色艳、植株健壮，所以要均匀疏蕾，同时控制枝条数量，保留用作更新枝或矫正冠形的土芽枝，剪掉其余的土芽枝。

生产用牡丹要除蕾壮枝，土芽枝可保留，剪去过密的枝条、并生枝、交叉枝和病虫害枝条即可，但春季必须要将其花蕾打掉，因为开花会消耗掉牡丹的大部分营养，而牡丹春季长枝秋季发根。摘除花蕾能促使牡丹多长枝、长壮枝。

新栽植牡丹要齐根部平茬，这样才会越长越壮。2～5年生的牡丹需要定枝。从第二年起，根据其长势进行定枝。春季新芽长至10cm左右时挑选分布均匀、生长健壮的芽4～5个保留下来作主要枝干，剩余的全部剪去。5～10年生的牡丹需要壮枝，通过修剪控制其枝条数量，保持牡丹的健壮、株形圆整。到了秋季，可根据株形保留土芽枝，留下健壮的除去病弱的，并及时清理，以减少病虫害的发生。老牡丹只要修剪得当管理到位即能保持良好的长势。老枝干上的萌芽枝要将其修剪掉，不然会造成上部老枝条衰退，根部的土芽枝除了更新复壮时会保留，其余一般不保留。

②根据季节进行修剪：分为冬剪和春剪。

冬剪要遵循"去前留后"的原则，即缩剪。一般选择在秋末冬初进行，将春天萌发形成的两个已长成的一年生枝剪去其中一条，减少枝芽量，使养分集中供应给其中留下的枝芽；还可减少牡丹枝芽的密度，改善其通风透光的条件，提高光合作用，从而提高光合作用产物的产量；在多年生部位进行修剪，回缩后会形成剪口，能促进伤口潜伏芽的萌发，从而长出新枝，同时减少不能光合作用只会消耗养分的组织并集中养分。

春剪应选择在能明显分清花芽优劣势的翘蕾期、立蕾期进行。去除有缺陷不端正的弱小的花蕾，使养分集中供应给饱满的花蕾，使其开出花大色艳的花朵，同时延长花期。除去由潜伏芽和根蘖长成的弱枝，这样也能达到集中供养分的目的，改善其通风透光条件，增加光合作用产物的产量。

（4）修剪误区

①落叶前修剪：落叶前修剪会对植株的生长造成较大不良影响。修剪的最适宜时间是从落叶至春季萌芽前的休眠时期，此时牡丹的生理活动缓慢，植物体内的养分大多回归根部。选择在这个时候修剪能将牡丹的营养损失降到最小，并且修剪时留下的伤口不易被微生物侵染而进一步腐烂。

②严寒时修剪：严寒时不宜对牡丹进行修剪，因为此时温度过低，选择在这个时候修剪容易造成剪口的树液受冻，影响植株恢复生长。因此修剪的最佳时期应选在早春气温开始回暖、根系开始旺盛活动之前进行。这个时候根系在牡丹植株萌芽前进入生长期，并将营养物质向上输送，为牡丹发芽、抽枝等提供养分。

③不择花期修剪：牡丹花期前不宜修剪，此时修剪会减少开花量。应在花期后进行修剪，去除残花枯叶等，减少对营养物质的消耗。

（九）病虫害防治

牡丹由于受环境条件的影响，加之根肥味甜，容易遭受地上和地下害虫的危害。

1. 地上害虫

（1）介壳虫　全身橙红或橘红色，每年发生二代，雌虫常群集叶柄或茎枝上吸取汁液，使叶色发黄，枝梢枯萎，引起植株生长势减弱。发现虫害时可剪除受害的枝叶烧毁；幼虫孵化期可用 1000～1500 倍敌敌畏或氧化乐果喷洒，为保障药材质量，应慎用农药；休眠期或早春发芽前用 3～5.5Be° 石硫合剂喷洒枝干有较好的防治作用。

（2）天牛　为"中华牡丹锯花天牛"，俗称"啄木虫"。成虫为圆筒状，幼虫乳白色，头小体肥，3年一代。5～6月孵化成幼虫进入根茎髓部，危害植株，不易发现，造成植株衰弱或死亡。经过多年试验，在牡丹根际打孔3～4 回孔，深20cm左右，每孔投放磷化铝一片，或将带有虫害的苗木放在密闭的室内用磷化铝熏杀，杀灭成功率高达100%。所以，磷化铝熏杀是防治天牛的一种较好方法。幼虫钻蛀前，可用20%氯虫苯甲酰胺3000倍液喷雾防治。

（3）黄刺蛾 7月中至8月底，黄刺蛾由幼虫蜕变为成虫，通体呈黄橙色。取食树叶的下表皮和叶肉，使叶片成孔洞。严重时吃光整叶，老熟后入土结茧化蛹，幼虫吐丝缠绕枝干。秋冬季摘虫茧或敲碎树干上的虫茧，减少虫源。在夏季摘除被虫为害中的叶茎消灭之，并用1000～1500倍敌敌畏喷洒于牡丹叶子的背面，大大减少幼虫的成活率。

2. 地下害虫

（1）蛴螬 全年为害，以5～9月最为严重。主要为害牡丹根部，将其咬成凹凸不平的缺刻或孔洞，严重者会造成牡丹根部死亡，引起地上部分长势衰弱或枯死。50%辛硫磷2000倍液或90%敌百虫1000倍液灌根，每亩（667m^2）撒施5%辛硫磷颗粒250g于土表，然后深翻入土中。

（2）地老虎 春、秋两季为害最重，常从地面咬断幼苗或咬食未出土的幼芽造成缺苗。在杂草丛生地块发生较重，每年发生数代，随各地气候不同而异。一般在5月下旬出现第一代成虫。防治上，可清除地老虎赖以生存的杂草。低龄幼虫用98%的敌百虫晶体1000倍液或50%辛硫磷乳油1200倍液喷雾防治。高龄幼虫可用切碎的喜食性鲜草30份拌入敌百虫粉1份，傍晚撒入田间诱杀。

（3）蝼蛄　主要啃根皮和咬食嫩芽、幼苗。可用豆饼或麦麸配成毒饵，于傍晚撒在田里诱杀；也可在夜间用灯光诱捕。

（4）根结线虫病　一般在5～6月形成根结最多，5～10cm土层深处发病最多。主要为害牡丹根部，病害发生在根上，出现大小不等的瘤状物，黄白色，质地坚硬，切开后可发现白色有光泽的线虫虫体，同时引起叶片变黄，严重时造成叶片早落。80%二氯异丙醚乳油颗粒施入穴内5～10cm深处，每株5～10g，每年施一次。还可用1.8%阿维菌素1000倍液灌根。

3. 牡丹病害

（1）炭疽病　主要危害牡丹的茎、叶、叶柄、芽鳞和花瓣等部位，对幼嫩组织危害最大。叶片染病时，叶面出现褐色小斑点，逐渐扩大成圆形至不规则形大斑，大小一般为4～25mm，茎部被侵染后，初期出现浅红褐色、长圆形，后扩大成不规则形大斑，中央略浅灰色，边缘浅红褐色。病茎歪扭弯曲以至折伏，幼茎则迅速枯萎。叶片受侵害时，沿叶脉和脉间产生小而圆的黄褐色或灰白色病斑，病斑大小2～5mm，后期病斑可形成穿孔，受害幼叶皱缩卷曲，花鳞和花瓣受害常发生芽枯和畸形花。潮湿天气，表面便出现粉红色略带黏性的分生孢子堆。

发病规律：病原菌以菌丝体在病株中越冬，次年环境适宜时越冬的菌丝产生分生孢子盘和分生孢子，在雨露下，分生孢子传播和萌发，高温多雨年份发病较严重，通常以8～9月降水多时为发病高峰。

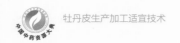

防治方法：

①对牡丹园的土壤进行深翻，以便改良土壤的通透性和微生物的生长环境，有利于根系的舒展生长和养分吸收；

②对牡丹进行整株修剪，剪去枯枝、病枝和过于繁盛的花芽，以利于保持植株的通风透光，及时清除病残体，深埋或烧毁；

③发病初期可喷75%代森锰锌络合物800倍液，或80%大生800～1000倍液，每10～15天喷一次，连续喷2次。

（2）白粉病　发病初期在叶片正面上形成一层白色粉状物，后期叶片两面和叶柄上都出现粉层，并在其中产生许多小黑点，常扩大连接成片，甚至覆盖整株叶片和茎秆，病叶逐渐枯死脱落，引起植株早衰或枯死。

发病规律：一般从4月下旬开始发生，6月趋于严重，7～8月会因为天气燥热而趋缓或停止，但9～10月重发。白粉病在雨季或相对湿度较高的条件下发生严重，偏施氮肥、植株栽植过密或通风、透光不良均会导致发病。

防治方法：适时修剪整形，去掉病梢、病叶、改善植株间通风透光条件，并喷洒15%粉锈宁可湿性粉剂1000倍。同时加强田间管理，注意增施磷、钾肥，控制氮肥的施用量，以提高植株的抗病性；可在春季萌芽前喷施波美3°～4°石硫合剂；生长季节发病时可喷施75%代森锰锌可湿性粉剂800倍或50%多菌灵可湿性粉剂800倍液防治，每半月一次，连续3次。

（3）叶斑病　病菌主要侵染叶片，也侵染新枝，发病初期一般在花后15天左右，初期叶背面有谷粒大小褐色斑点，边缘色略深，形成外浓中淡、不规则的圆心环纹枯斑，相互融连，以致叶片枯焦凋落。叶柄受害产生墨绿色绒毛层；茎、柄部染病产生隆起的病斑；病菌在病株茎叶和土壤中越冬。

发病规律：5月后发病，雨季到来后病斑增大，生成波状轮纹暗绿色霉菌。7月中旬遇高温高湿环境日趋严重，牡丹叶片全部焦枯变黑脱落。

防治方法：

①11月上旬（立冬）前后剪除病叶枯枝，集中烧掉，以消灭病原菌；

②发病前（5月份）喷洒1∶1∶160倍的波尔多液，10～15天喷一次，直至7月底；

③发病初期，喷洒500～800倍的甲基托布津、多菌灵，7～10天喷一次，连续3～4次。

（4）紫纹羽病　紫纹羽病为真菌病害，由土壤传播。发病在根茎处及根部，以根茎处较为多见。受害处有紫色或白色棉絮状菌丝，初呈黄褐色，后为黑褐色，俗称"黑疙瘩头"。轻者形成点片状斑块，不生新根，枝条枯细，叶片发黄，鳞芽瘦小；重者整个根茎和根系腐烂，植株死亡。

发病规律：此病多在6～8月高温多雨季节发生，9月以后，随气温的降低和雨水的减少，病斑停止蔓延。此病的特点是，危害期长，罹病的牡丹并不会马上枯死，要经过三五年或更长时间。

防治方法：

①选排水良好的高燥地块栽植；

②雨季及时中耕，降低土壤湿度；

③4～5年轮作一次；

④选育抗病品种；

⑤分栽时用50%多菌灵可湿性粉500倍浸根或70%甲基硫菌灵1000倍液浇其根部；

⑥受害病株周围用石灰或硫黄消毒。

（5）根腐病　牡丹植株感染此病后，叶子失绿、发黄、泛红，有的叶肉变黄色、红色而叶脉部变色。地上部分长势衰弱，严重时叶片、枝条枯死，甚至整株死亡，挖出病株可见根系部分或全部腐烂呈黑褐色。

发病规律：该病一般4月初牡丹展叶后即出现症状，多表现为叶片黄化、长势衰弱。调查发现，田间潮湿，积水时发病重，牡丹根系会大量腐烂，分株移栽时未经处理的，带土球栽植的发病较重。

防治方法：

①土壤处理：选择排水良好的高燥地块，用石灰穴位消毒；

②种苗处理：发现病株及时挖出并进行土壤消毒，剪去伤残根及衰老根，晾晒2天后，全株放入70%甲基托布津（600～800倍）＋甲基异柳磷（1000倍）混合液中浸泡2～3分钟，捞出晾干后栽植；

③药剂处理：用50%多菌灵可湿性粉剂500倍液，浇灌于病株根茎基部，每10天一次，连续2～3次。

（6）锈病　发病初期叶片背部生有黄褐色孢子堆，孢子堆破裂后如铁锈，后期叶面出现灰褐色病斑，严重时全株枯死。

发病规律：多发生于6～8月份，低洼积水地块容易发病。病原为松芍柱锈菌，一种转主寄生菌。在松树上锈菌 4～6月产生夏孢子和锈孢子，锈孢子借风雨传播到草本植株上，草本植株受侵染后。夏孢子可在草本寄主上重复浸染。生长后期产生冬孢子，冬孢子萌发产生出担孢子。担孢子浸染松树，在其上越冬。

防治方法：

①加强栽培管理，植株要种在地势较高、排水良好的地段；

②秋未清除草本寄主的病株和病残体；

③发病期间用15%粉锈宁800倍液喷施。

（7）白绢病　病害主要发生在苗木近地面的茎基部。初发生时，病部皮层变褐，逐渐向周围发展，并在病部产生白色绢丝状的菌丝，菌丝作扇开扩展，蔓延至附近的土表上，以后在病苗基部表面或土表的菌丝层上形成油菜籽状的茶褐色菌核。苗木感病后，茎基部及根部皮层腐烂，植株的水分和养分的输送被阻断，叶片变黄枯萎，全株枯死。

发病规律：病菌一般以成熟菌核在土壤、被害杂草或病株残体上越冬。通过雨水进行传播。菌核在土壤中可存活4～5年。在适宜的温、湿度条件下菌核萌发产生菌丝，侵入植物体。在长江流域，病害一般在6月上旬开始发生，7～8月是病害盛发期，9月以后基本停止发生。在18～28℃和高湿的条件下，从菌核萌发至新菌核再形成仅需8～9天，菌核从形成到成熟约需9天。

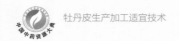

防治方法：

①为了预防苗期发病，可用50%多菌灵可湿性粉剂处理土壤，每亩地用250g，加干细土5kg，混合均匀后，撒在播种或扦插沟内，然后进行播种或扦插；

②发病初期，在苗圃内可用50%多菌灵可湿性粉剂500～800倍液，或50%托布津可湿性粉剂500倍液，或1%硫酸铜液，或萎锈灵10ppm，或氧化萎锈灵25ppm，浇灌苗根部，可控制病害的蔓延；

③春秋季扒土晾根：树体地上部分出现症状后，将树干基部主根附近土扒开晾晒，可抑制病害的发展。晾根时间从早春3月开始到秋天落叶为止均可进行，雨季来临前可填平树穴防发生不良影响。晾根时还应注意在穴的四周筑土埂，以防水流入穴内。

④选用无病苗木：调运苗木时，严格进行检查，剔除病苗，并对健苗进行消毒处理。消毒药剂可用70%甲基托布津或50%多菌灵可湿性粉剂800～1000倍液、2%的石灰水、0.5%硫酸铜液浸10～30分钟，然后栽植。

⑤病树治疗：根据树体地上部分的症状确定根部有病后，扒开树干基部的土壤寻找发病部位，确诊是白绢病后，用刀将根颈部病斑彻底刮除，并用抗菌剂401 50倍液或1%硫酸液消毒伤口，再外涂波尔多浆等保护剂，然后覆盖新土。

⑥挖隔离沟：在病株周围挖隔离沟，封锁病区。

三、采收与产地加工技术

【采收】　采收是指当药用植物生长发育到一定阶段，入药部位或器官已符合药用要求，产量与活性成分的积累动态已达到最佳程度时，采取一定的技术措施，从田间将其收集运回的过程。丹皮一般移栽3～5年即可采收。常在秋季选择晴天，采挖根部，去除泥土，将大、中根条自基部剪下，运回加工。

【产地加工】

原丹皮　将剪下的牡丹根堆放1～2天，失水变软后，去掉须根，用刀剖皮，深达木部，抽去木心（俗称抽筋），将根皮晒干，为原丹皮（连丹皮）。晒时趁其柔软，将根条理直，捏紧刀缝使之闭合。

刮丹皮　趁鲜刮去外皮，再用木棒将根捶破，抽去木部，晒干，为刮丹皮（粉丹皮）。

丹须　根条细小，不易刮皮和抽心，直接晒干，为丹须。

丹皮在晾晒过程中不能淋雨或接触水分，否则会使丹皮发红变质，影响药材质量。去木心后的牡丹皮原药材见图3-3。

【牡丹皮药材的炮制】

1. 牡丹皮　取原药材，除去杂质及残茎，抢水洗净，润透，切薄

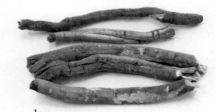

图3-3　去木心后牡丹皮原药材

37

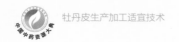

片，干燥，筛去碎屑。

2. 牡丹皮炭 取牡丹皮片，置炒制容器内，用中火加热，炒至表面黑褐色，内部黄褐色，喷淋少许清水，灭尽火星，取出晾干，筛去碎屑。

3. 酒丹皮 取牡丹皮片，用黄酒拌匀，闷透，置锅内，用文火加热，炒干，取出放凉。每100kg牡丹皮片，用黄酒12kg。

4. 炒丹皮 取牡丹皮片，置锅内，用文火加热，微炒至黄色，取出放凉。

【包装】 每批包装记录内容应包括品名、规格、产地、批号、重量、包装日期等；包装材料应选择不易破损、干燥、无异味的材料制成。

【储存】 贮干燥容器内。丹皮炭密闭，置阴凉干燥处。

【运输】 其技术要求应符合NY/T1056-2006《绿色食品贮藏运输准则》的规定。仓库应具有防虫、防鼠、防鸟的功能。仓库要定期清理、消毒和通风换气，保持洁净卫生。优先使用物理或机械的方法进行消毒，消毒剂的使用应符合NY/T393和NY/T472的规定。不应与非绿色食品混放。不应和有毒、有害、有异味、易污染物品同库存放。工作人员应定期进行健康检查。在保管期间如果水分达不到制干含水量（13%以下），或包装袋打开、没有及时封口、包装物破碎，很容易导致牡丹皮吸收空气中的水分，发生返潮、结块、褐变、生虫等现象，要经常检查，一旦发现有上述状况发生，必须采取相应的措施。

第4章

牡丹特色
适宜技术

一、牡丹间作套种技术

（1）牡丹间作套种的主要模式

①牡丹与中药材套种

·牡丹套种白术：一般在10～11月或春季3月进行。行株距25cm×10cm，牡丹行株距70cm×30cm的模式，中间可套种3行白术。采用种芽栽植，栽植深度为5～6cm，条播或穴播种植，用种芽50～60kg/亩。

·牡丹套种天麻：牡丹地套种天麻一般选择在深秋牡丹落叶后至次年早春进行，此时既是牡丹的休眠期，也是天麻的采收期和最佳种植期。

牡丹选择栽植1年以上的地块，栽种时先在牡丹地行间撒上1层阔叶树叶，以6～8cm厚为宜，然后将蜜环菌材摆放在树叶上摆成"工"字形或梯形，根据菌材的长短，每8～10cm放1粒种麻，随之用树叶填满菌材间的空隙，并用树叶覆盖20cm厚。根据牡丹叶片遮阳情况，再用树枝盖压，浇水1次，使种子与覆盖的树叶密切接触。覆盖树叶时，不能将牡丹植株盖住。在少雨和高温季节，可适当浇水以抗旱降温。秋末收获天麻后，可将栽培天麻的腐烂树叶堆培于牡丹植株基部。这样，可连续套种3～4年，直至牡丹起挖取皮加工。

②牡丹与蔬菜套种

·牡丹套种土豆：选在2月底到3月上旬播种。按行株距20cm×60cm进行，每两行牡丹之间可套种1行土豆，密度保持在4000～4500株/亩。春季播种后，田间管理要求，显蕾前尽量不浇水，以防地上部徒长，显蕾后浇水施肥，促进地下部分生长。4月上中旬进行中耕追肥，每亩可将碳氨40～50kg（或尿素15kg）施入沟内，4月下旬至5月初进行培土、浇水，5月中旬继续培土和浇水，随后根据实际情况进行浇水，以保持土壤湿润为宜，收获前10天不宜浇水，以防田间烂薯。

·牡丹套种朝天椒：育苗前晒种2～3天后贮藏在通风处，播前用50～55℃水浸种15～20分钟，再用20～30℃水浸种12～24小时，用纱布将种子包好，放在28～30℃条件下催芽75小时，种芽露尖即可播种。3月中下旬土温达8℃以上时即可播种。

播前先用喷壶浇水，水渗干后将催好芽的种子均匀地撒在畦内，每10m²苗床播100～120g种子，再用细土覆盖8～10mm，然后用800～1000倍的多菌灵水溶液浇透，水渗下后盖上白地膜。前期注意保温防寒，扣小拱棚，四周底脚挂1m高双膜进行保温，后期高温期间时，白天要及时通风。移栽前10～15天，将膜揭起，进行放风炼苗，起苗前1～2天浇透水。当株高15～20cm，8～10片叶即可移栽。5月中旬进行移栽，按照行、株距70cm×30cm的牡丹种植基地，每两行牡丹之间套种1行朝天椒，每穴3～4棵，穴距20cm。栽后经常检查地膜，发现破损或被风刮起，及时盖土封严。缓苗后根据"瘦打肥不打、涝打旱不打、高打低不打"的打顶原则及时摘心打尖。及时拔除苗眼中及垄沟内的杂草，及时追肥浇水。在下霜前1～2天收获。

③牡丹与粮油作物套种

·牡丹套种豆类植物：选择牡丹种植基地，播种前进行整地，使其深浅一致，地平土碎，按行株距70cm×30cm进行。播期为5月上、中旬，播前药剂拌种，晒种。每2行牡

41

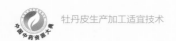

丹之间，种1行豆类植物。采用穴播，行距60cm，穴距15cm、深3～5cm，每穴3～4粒种子，播种后覆土。在现蕾初期追肥，有灌水条件的地块遇到干旱时灌好丰产水。

④其他

·牡丹套种棉花：牡丹每行沟内栽一行棉花，棉花株距40cm，每两行牡丹留一行工作道，便于棉花打药，修剪。牡丹休眠期为7月上旬至2月中旬，双行套种互不影响。第二年还可套种，比第一年密度减一半。第三年为牡丹盛花期，可结种子130～160kg。第四年每亩结种子可达200kg以上，同时可采收根茎药材，每亩可产牡丹干品550～650kg。

·牡丹套种花灌木：可在行株距70cm×30cm牡丹种植基地，栽植一年生绿化苗。绿化苗行株距300cm×100cm，每4行牡丹间种1行绿化苗。栽植时间以早春萌芽前或初冬落叶后为宜，栽前施入腐熟的有机肥。出圃时保持苗木完整的根系。小苗要根据情况留宿土。每年秋季落叶后在其根际挖沟施入腐熟有机肥，覆土后浇透水。成株浇水不宜多，浇水过多易产生黄叶。一般春季浇水2～3次，夏秋季节浇水1～2次，入冬时再浇1次水。

二、牡丹大棚种植技术

大棚种植要求条件相对较高，不管是土壤的质量程度，还是施肥管理都有较高要求，需从科学角度出发。

（1）选地　选择种植的土地要平整、精细，在种植前对土地要翻新、施肥、除草等。在一般情况下，选择棚型跨度在8～12m，大棚长度在60～120m，在立柱上最好使用竹或钢立架。在棚面使用覆盖无滴膜，从而增加大棚内的温度。

（2）施肥　由于大棚内的温度与外界具有一定的差异性，施肥需适量，避免过量施肥造成土壤变质。

（3）浇水　合理浇水，是保证大棚植株健壮生长、提高产量的重要措施。冬季气温低，大棚浇水不同于其他季节，既要看天，又要看地看植株，以避免副作用。

①低温时棚内蒸发慢，需水量相应减少，故浇水量要小，间隔时间适当长些，切忌大水漫灌，应以浇灌或喷雾为宜。浇水后的头两天，易引起棚内湿度加大，应注意合理通风降温，防止诱发病害。通风一般在中午气温较高时为宜。

②冬季浇水应安排在中午前后，以上午10点以后下午3点以前为好，此期棚温较高，浇水后副作用最小。要避免清晨和傍晚浇水，以防引起植株冻害。浇水应尽可能用井水，因井水温度较高，可减少对植株的生理刺激。

③根据天气状况，掌握"晴天适当多浇，阴天少浇或不浇，风雪天切忌浇水"的原则进行。当天气由晴转阴时，水量要逐渐减少，间隔时间适当拉长；由阴转晴时，水量由小到大，间隔时间相应由长变短。

④大棚各部位的温度相差较大，浇水量也要有所区别。大棚南部及靠近热源的地方，土壤水分蒸发量大，浇水量可适当大些；大棚东西两侧及北部温度较低，日照时间亦短，浇水量应适当少些。

（4）大棚有毒气体的危害及预防　塑料大棚栽培牡丹，常因施肥方法不当，忽视通风换气，使棚内有毒气体过量，危害植株，而又常被误诊为病害，导致歉收甚至绝收。

①危害

·氨气：由于施肥方法不当，如因施用未经腐熟的有机肥，在棚内高温条件下分解产生氨气，就会伤害植株，使叶缘组织出现水渍状斑点，严重时整叶萎蔫枯死。

·亚硝酸气体：一次性施用铵态氮肥过多，会使某些菌体的作用降低，造成土壤局部酸性。当pH值小于5时，便产生亚硝酸气体，可使植株叶片出现白色斑点，严重整叶变白、枯死。

·乙烯和氯气：如果农膜或地膜的质量较差，或有地膜残留，以阳光曝晒，在棚内高温条件下，易挥发产生乙烯和氯气等有害气体。当浓度达到一定时，可使植株叶缘或叶脉之间变黄，进而变白，严重时可使整株枯死。

②预防

·合理施肥：大棚内施用的有机肥必须经过发酵腐热，化肥要优质，尿素应与过磷酸钙混施。基肥要深施20cm，追施化肥深度要达到12cm左右，施后及时浇水。

·通风换气：在晴暖天气，应结合调节温度进行通风换气，雨雪天气也应适当进行通风换气。

·选用安全无毒的农膜和地膜，及时清除棚内的废旧塑料品及其残留物。

（5）大棚种植牡丹受冻后的补救措施

①灌水保温：灌水能增加土壤热容量，防止地温下降，稳定近地表大气温度，

有利于气温平稳上升，使受冻组织恢复功能。

②放风降温：棚内牡丹受冻后，不能立即闭棚升温，只能放风降温，以使棚内温度缓慢上升，避免温度急骤上升使受冻组织坏死。

③人工喷水：喷水能增加棚内空气温度，稳定棚温，并抑制受冻组织脱出的水蒸发，促使组织吸水。

④剪除枯枝：及时剪去受冻的茎叶，以免组织发霉病变，诱发病害。

⑤补施肥料：受冻植株缓苗后，要追施速效肥料，用2%的尿素溶液或0.2%的磷酸二氢钾叶面喷洒。

⑥防病治虫：植株受冻后，病虫易乘虚而入，应及时洒一些保护剂和防病治虫药剂。

三、牡丹的无土栽培技术

牡丹的无土栽培方式一般为盆栽和池栽。根据牡丹的大小选择瓦盆或塑料套盆的大小。先在盆底铺一层陶粒利于通气透水，再加入混合基质。砌栽培池时将其砌成具有一定坡度的，这样方便排水，形状为长方形，长宽比例为1：0.75。池底先铺上一层砂，再铺上塑料膜，填满基质。池栽时按行株距40cm×40cm，每池4行。

定植宜选在9～10月份。初期每10天浇一次营养液。浇之前先把营养液配成1 000倍的母液，用时稀释即可。营养液浇至11月落叶即可，随后浇水即可。入冬前浇足水，并在栽培池上盖些帘子以保持栽培池整洁干净。早春萌芽后继续浇营养液，频率为7天/次，开花前后为5天/次。开花后不留种子要及时清理残花枯枝。定期修剪。

四、不同地区牡丹的特色种植技术

牡丹是我国著名花卉，色泽艳丽，品种繁多。其干燥根皮，即牡丹皮，有清热凉血、活血化瘀之功效，是中医临床常用中药之一。不同地区地理、气候等均不一样，使得牡丹的种植方式不尽相同。目前，牡丹皮主产于安徽铜陵、亳州，甘肃临夏、四川彭州、河南洛阳、北京、山东菏泽、重庆垫江、山西运城等地。

1. 安徽凤丹

安徽铜陵是我国著名的丹皮产区，牡丹至少有1 600多年的种植历史。《中药大辞典》记载："安徽省铜陵凤凰山所产丹皮质量最佳"，故称其为"凤丹"。

铜陵属亚热带湿润季风气候，雨量充沛，年均降水量达1 300～1 480mm，气候温和，年均气温为15～17℃，年均无霜期220天左右，四季分明。种植时选择大气、水质、土壤无污染地区，要求地势高、阳光充足、土质疏松且肥沃、排水良好的砂质土壤。

凤丹多采用种子繁殖。选择4～5年生，颗粒饱满、无病虫害果实的当年种子，用50℃温水浸种24小时后，与湿草木灰拌匀，播种。一般以8～10月为宜，在田间开沟、筑畦进行条播或撒播。在行距15～20cm、宽5cm、深5～8cm浅沟均匀播种，播种量为30～35kg/亩，播种前先在沟内施以适量腐熟人畜粪。播种后用土壤覆盖2cm

左右，稍压，浇水，最后铺一层烂草。一般选择2年后的9～10月份进行移栽。

移栽时，在整好的基地按株行距40cm×50cm打穴，直径20cm、深20cm左右。每个穴可移栽1株大苗或2株小苗。填土填至半穴时轻轻向上提牡丹苗，边提边左右摇晃，使得牡丹的根与土壤紧密接触，利于牡丹的生长。在牡丹幼苗期和移栽后第一年，间作少量芝麻以达到遮阴防旱的目的。

幼苗期间要经常拔草，松土保墒。3～5月份期间施稀薄粪水或腐熟饼肥2～3次以促进其生长。5月份开始用1∶1∶120～150的波尔多液喷洒牡丹苗，防治其受病虫害侵染，每半月喷一次，到8、9月份为止。

凤丹一般在移栽3～5年后可采收，9～10月份是采收的最佳时期，此时的生物量和有效成分含量较高。

将采收后的牡丹根堆放1～2天，待失水稍变软后，去掉须根，用手紧握鲜根，再用尖刀在侧面划一刀，深达木部，然后抽去木心，晒干即得。趁鲜刮去其外表栓皮、抽掉木心晒干者称刮丹皮。根条较小，不易刮皮和抽心，可直接晒干，称为丹皮须。

2. 甘肃临夏牡丹

甘肃临夏牡丹以紫斑牡丹为主，属于寒冷干燥生态型，具有较强抗逆性，能适应低温干旱气候。其种植面积达13 000多公顷，是我国北部最大的牡丹种植基地之一。

临夏牡丹的种植可结合当地林木情况选择适合林木品种，利用树木不多的荒坡发展林下种植，或在果树、用材林地发展林下种植。林下遮阴度在50%以下。选择2年生以上，苗高25cm，地下根20cm，茎粗0.5cm左右，生长健壮且无病虫害的幼苗作为种植材料。土壤要求pH值在6.5～8.0之间，深翻30～40cm，每亩施腐熟的有机肥1000～1500kg，同时施以10～15kg辛硫磷颗粒剂和4～5kg多菌灵以达到土壤杀菌杀虫目的。

选择在8月下旬至10月上旬时将牡丹进行移栽，此时平均气温降到25℃以下。移栽时，单垄按行距0.8m×0.4m进行栽植，每垄3行；双垄按1m×0.4m进行栽植，每垄2行。由于牡丹较耐干旱，栽植后观察10天后的苗情和墒情，根据天气状况决定是否浇水。牡丹生长期间需进行松土、除草、修剪、施肥等田间管理。每年春秋季进行一次深耕，且施有机肥100kg/亩。

3. 菏泽牡丹

菏泽牡丹历史悠久。菏泽古称曹州，为黄河冲积平原，土壤以砂壤和轻壤为主，暖温带季风型大陆性气候，年平均气温13.7℃，无霜期213天左右，年平均降水量706.6mm，年均日照数2496小时。

菏泽牡丹可采用分株、嫁接法进行培育。

分株繁殖主要在秋季进行，秋分至寒露为最佳时间。将4～5年生、生长健壮的母株挖出，去土，顺其自然将其分开，使每小株有2～3个枝条，3～4条稍粗的根。若有2～3个土芽，将部分老枝剪去；若无土芽，则保留枝干上的潜伏芽或枝条下部小腋芽1～2个后将上部剪去。然后用500～800倍多菌灵和适当浓度的ABT生根粉液浸泡根部,可适当加0.1%磷酸二氢钾,可促进其早生根,同时防止病菌从伤口侵入。

嫁接可在处暑至寒露期间进行,白露前后最佳。按株距60cm,行距70cm挖穴。将分好的小株立于穴中,使根茎部低于地面5cm,让根系能够舒展开。填土至穴深2/3时,顺其自然成一条沟,然后将近根茎处的根部弯曲,将枝条顺沟压平,使之略向上倾斜,顶端留在土外。继续填土至与地面相平,压实。将压条所得当年生枝条连续两年进行秋季平茬,可获得大量优质接穗。以凤丹苗作砧木,选择相同规格接穗和砧木进行劈接,形成规格化嫁接苗。嫁接后的苗木随接随栽,按株行距50cm×50cm定植牡丹苗。牡丹嫁接繁殖前用1 000mg/L的吲哚乙酸和0.1%磷酸二氢钾处理。

4. 北京牡丹

3月上旬至3月下旬开始中耕松土,深度为6~10cm。3月中旬摘除嫁接苗上的萌动芽。4~6月施肥浇水、中耕松土,豆饼油炸75kg/亩,圈肥400~500kg/亩,穴施,深度15~20cm;浇水采用喷灌,以浇透30cm厚的土为宜。8月下旬至9月下旬嫁接,10月移栽,11月翻垄晒垡。

5. 洛阳牡丹

洛阳是十三朝古都,有"千年帝都,牡丹花城"的美誉。洛阳牡丹的栽培始于隋,鼎盛于唐,宋时甲于天下。

洛阳牡丹可采取根接繁殖技术,从9月上旬开始至10月下旬,其中9月下旬最为合适,此时地温适合其根部生长,利于接口愈合萌生新根。挑选生长健壮、附生根

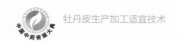

较多且无病虫害，长25cm、直径1.5～2cm左右的根作为砧木，晾2～3天失水变软后再操作。接穗时选择生长健壮无病虫害长5～10cm的当年生萌蘖新枝。嫁接后晾2～3小时进行栽植。将装备好的牡丹按一定株行距栽植到已施足基肥、深翻平整的地面，填土踏实，顶芽露出地面3cm左右即可。第二年3月上旬去掉土埂，以便幼苗出土。

芽接一般在5月中旬至8月上旬，其中以6月中旬至7月上旬成活率最高。接穗选择当年生枝条上充实饱满的芽。采下后剪去叶片，在芽上下各1.2～1.5cm处切入，连同木质部一起将芽取下，接到砧木上，使砧木的芽和接芽的芽凹吻合在一起。切除周围多余皮层，用塑料薄膜将接口密封。第二年发芽前将嫁接成功的苗株在接芽以上1cm处剪去砧木，萌发后除去砧木基部萌蘖芽。其他管理同一般牡丹苗。

除上述方式外，也可选择盆栽。选择疏松、肥沃、肥效久、腐殖质含量高且易于排水的土作为培养土，并将其放置在直径30cm、深25cm左右的易于排水的瓦盆里，底部放小石子易于排水。栽植一般选在9月下旬至10月上旬。栽植前将牡丹进行修剪，并用1% $CuSO_4$ 浸泡牡丹苗根部进行消毒，再将牡丹苗放入盆中填土并压实。移栽后马上浇水，之后每3～4天浇一次水。第二年春季开始追肥，雨季注意排水，开花后每10～15天喷一次1∶1∶150波尔多液以防止病害。

6. 重庆垫江牡丹

重庆垫江牡丹栽培历史悠久。垫江位于重庆市东北部，东经107°13′，北纬29°38′～30°31′，海拔500～800m，属于中亚热带湿润季风气候，降水量充沛，四季分明，年平均降水量为1 160.1mm，年平均气温17℃，无霜期289天，年平均相对湿度82%。

重庆垫江牡丹不结种子，因此采用无性繁殖。选择9月下旬或者10月上旬，在采收丹皮时，将牡丹挖出去掉泥土、带伤或带病的根，晾1~2天后进行分株，选择根干匀称且带有细根和2~3个健壮芽作为牡丹的种苗。在9月下旬至10月下旬期间进行栽种。挑质地疏松、土壤肥沃、排水良好的坡地开1m高的畦，施以腐熟厩肥或堆肥1500kg/亩。按株距40cm、行距50cm进行种植，种苗用量为2500株/亩左右。每年2月、4月、10~11月进行中耕除草施肥，每亩施以人畜粪水1500~2000kg。栽种4~5年后可进行采收。采收时间一般为9月中旬至10月上旬。

第5章

牡丹皮药材
质量评价

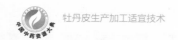

一、本草考证与道地沿革

牡丹为芍药科芍药属植物，别名鼠姑、鹿韭、木芍药、洛阳花、富贵花等。牡丹最早收载于《神农本草经》，书中记载："牡丹味辛寒，一名鹿韭，一名鼠姑，生山谷"，《新修本草》又名"百两金"，《本草纲目》载"牡丹、木芍药，花王"，时珍曰："牡丹以色丹者为上，虽结子而根上生苗，故谓之牡丹。唐人谓之木芍药，以其花似芍药，而宿干似木也。群花品中，以牡丹第一，芍药第二，故世谓牡丹为花王，芍药为花相……"。《滇南本草》将牡丹称为"富贵花"。《广群芳谱》写到"洛阳花，天香国色"。

《名医别录》记载："牡丹生巴郡山谷及汉中，色赤者为好，用法去心"。《图经本草》记载牡丹："今出合州者佳，白者补，赤者利；出和州、宣州者并良"。《新修本草》记载："生汉中，剑南所出者苗似羊桃……"《得配本草》记载："川生者，内外俱紫，治肝之有馀，亳州生者，外紫内白，治肝之不足。胃虚者，酒拌蒸。实热者，生用"。《日华子诸家本草》载曰："此便是牡丹花根也，巴蜀渝和州者上，海盐者次之。"《新版国家药典中药彩色图集》注："牡丹皮分布于河南、安徽和山东等地，以安徽凤凰山等地的质量最佳"。《陕甘宁青中草药选》注"生于向阳及土壤肥沃处。陕、甘、宁、青均有栽培，也有野生"。《历代本草药性汇解》载"牡丹皮为清热凉血药，主产于山东、河南、安徽、河北、陕西、湖北和四川等地"。《现代实用中药学》记载"生产于安徽和山东等地，秋季采收，晒干，生用或炒用。"综上所述，四川、陕西、安徽、重庆等地是古代牡丹的主要产地，山东、河南、安徽、四川、陕西、甘肃、河北等地则为现代牡丹产地。其中，安徽的"凤丹"为牡丹中的上品。

凤丹又名铜陵牡丹、铜陵凤丹，属江南品种群，具有根粗、肉厚、粉足、木心细、亮星多、久贮不变质等特色。《中药大辞典》记载："安徽省铜陵凤凰山所产丹皮质量最佳"，称凤丹。安徽省铜陵县地处长江南岸、皖南山区腹地，亚热带湿润季风气候，雨量充沛，年平均降雨量约为1250mm，气候湿润，年平均温度为15.9℃，年平均无霜期240天左右。土壤质地松软、通透性能好，富含有机质。

唐·《新修本草》记载："牡丹味辛、苦、寒，微寒，无毒；主寒热，中风，瘛疭，痉，惊痫，邪气，除症坚瘀血留舍肠胃，安五脏，疗痈疮"。《本草纲目》载："气味、辛，寒，无毒"。《汤液本草》云："气寒，味苦辛。阴中微阳。辛苦微寒，无毒"。《本草衍义补遗》云："苦辛，阴中寒阳，厥阴足少阴之药，治肠胃积血，及衄血、吐血之要药，及治无汗骨蒸"。《本草纲目》载"牡丹皮治手、足少阴，厥阴四经血分伏火。盖伏火即阴火也，阴火即相火也。古方惟以此治相火，故仲景肾气丸用之。赤花者利，白花者补，人亦罕悟，宜分别之"。《本草经疏》曰"牡丹皮禀季春之气，而兼乎木之性，阴中微阳，其味苦而微辛，其气寒而无毒，其色赤而象火，故入手少阴，厥阴，足厥阴，亦入足少阴经。辛以散结聚，苦寒除血热，入血分凉血热之要药也"。

二、药典标准

【性状】　连丹皮　呈筒状或半筒状，有纵剖开的裂缝，略向内卷曲或张开，长

55

5～20cm，直径0.5～1.2cm，厚0.1～0.4cm表面灰褐色或黄褐色，有多数横长皮孔样突起和细根痕，栓皮脱落处粉红色；内表面淡灰黄色或浅棕色，有明显的细纵纹，常见发亮的结晶。质硬而脆，易折断，断面较平坦，淡粉红色，粉性。气芳香，味微苦而涩。

刮丹皮　外表面有刮刀削痕，外表面红棕色或淡灰黄色，有时可见灰褐色斑点状残存外皮。

【鉴别】（1）本品粉末淡红棕色。淀粉粒甚多，单粒类圆形或多角形，直径3～16μm，脐点点状、裂缝状或飞鸟状；复粒由2～6分粒组成。草酸钙簇晶直径9～45μm，有时含晶细胞连接，簇晶排列成行，或一个细胞含数个簇晶。连丹皮可见木栓细胞长方形，壁稍厚，浅红色。

（2）取本品粉末1g，加乙醚10ml密塞，振摇10分钟，滤过，滤液挥干，残渣加丙酮2ml使溶解，作为供试品溶液。另取丹皮酚对照品，加丙酮制成每1ml含2mg的溶液，作为对照品溶液。照薄层色谱法（通则0502）试验，吸取上述两种溶液各10μl，分别点于同一硅胶G薄层板上，以环己烷-乙酸乙酯-冰醋酸（4∶1∶0.1）为展开剂，展开，取出，晾干，喷以2%香草醛硫酸乙醇溶液（1→10），在105℃加热至斑点显色清晰。供试品色谱中，在与对照品色谱相应的位置上，显相同颜色的斑点。

【检查】　水分　不得过13.0%（《中国药典》2015年版通则0832第四法）。

【总灰分】　不得过5.0%（《中国药典》2015年版通则2302）。

【浸出物】　照醇溶性浸出物测定法（《中国药典》2015年版通则2201）项下的热

浸法测定，用乙醇作溶剂，不得少于15.0%。

【含量测定】　照高效液相色谱法（《中国药典》2015年版通则0512）测定。

色谱条件与系统适用性试验　以十八烷基硅烷键合硅胶为填充剂；以甲醇-水（45：55）为流动相；检测波长为274nm。理论板数按丹皮酚峰计算应不低于5000。

对照品溶液的制备　取丹皮酚对照品适量，精密称定，加甲醇制成每1ml含20μg的溶液，即得。

供试品溶液的制备　取本品粗粉约0.5g，精密称定，置具塞锥形瓶中，精密加入甲醇50ml，密塞，称定重量，超声处理（功率300W，频率50kHz）30分钟，放冷，再称定重量，用甲醇补足减失的重量，摇匀，滤过，精密量取续滤液1ml，置10ml量瓶中，加甲醇稀释至刻度，摇匀，即得。

测定法　分别精密吸取对照品溶液与供试品溶液各10μl，注入液相色谱仪，测定，即得。

本品按干燥品计算，含丹皮酚（$C_9H_{10}O_3$）不得少于1.2%。

饮片

【炮制】　迅速洗净，润后切薄片，晒干。

本品呈圆形或卷曲形的薄片。连丹皮外表面灰褐色或黄褐色，栓皮脱落处粉红色；刮丹皮外表面红棕色或淡灰黄色。内表面有时可见发亮的结晶。切面淡粉红色，粉性。气芳香，味微苦而涩。

【鉴别】【检查】【浸出物】【含量测定】　同药材。

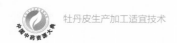

【性味与归经】 苦、辛，微寒。归心、肝、肾经。

【功能与主治】 清热凉血，活血化瘀。用于热入营血，温毒发斑，吐血衄血，夜热早凉，无汗骨蒸，经闭痛经，跌扑伤痛，痈肿疮毒。

【用法与用量】 6～12g。

【注意】 孕妇慎用。

【贮藏】 置阴凉干燥处。

三、质量评价

（一）规格等级

牡丹按加工方法及产区分有凤丹皮（安徽铜陵凤凰山，习称凤丹皮）、原丹皮（连丹皮）和刮丹皮3种，均分为1～4个等级。牡丹皮原药材及饮片见图5-1、5-2。

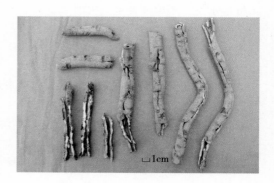

图5-1 去除木心后牡丹皮原药材

（1）凤丹皮、原丹皮

①一等品：干燥后为圆筒状，根条均匀，稍有弯曲，长约6cm以上，中部直径2.5cm以上。表面灰褐色或棕褐色，粗皮脱落处显粉棕色，质硬

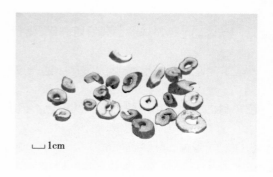

图5-2 牡丹皮饮片

脆，断面粉白或淡褐色，显粉性，有香气。断碎药材不能超过5%，没有木心、杂质、霉变。

②二等品：药材长5cm以上，中部直径1.8cm以上，其他规格标准同一等品；

③三等品：药材长4cm以上，中部直径1cm以上，其他规格标准同二等品；

④四等品：不符合一、二、三等的细条及断支碎片，包括断碎品。

（2）刮丹皮　药材外表面灰黄色、粉红色或淡红棕色，有多数横生皮孔及细根痕，其他特征同丹皮。药材分成4个等级。

①一等品：呈圆筒状，根条均匀，已刮去外皮。其他同药材特征。长6cm以上，中部直径2.4cm以上，断碎药材不超过5%，没有木心、杂质、霉变品。

②二等品：药材根条长5cm以上，中部直径1.7cm以上，其他同一等品；

③三等品：药材根条长4cm以上，中部直径0.9cm以上，其他同二等品；

④四等品：不符合一、二、三等长度的断支碎片。

（二）药材真伪鉴定及常见伪品

1. 性状鉴别

牡丹皮呈筒状或半筒状，有纵剖开的裂缝，向内卷曲或张开，长5～20cm，直径0.5～1.2cm，厚0.1～0.4cm。原丹皮外表面灰褐色或黄褐色，有多数横长皮孔及细根痕，栓皮脱落处粉红色；刮丹皮外表面粉红色或淡红色。内表面淡灰黄色或浅棕色，有明显的细纵纹，常见发亮的结晶（牡丹酚）。质硬而脆，易折断。断面较平坦，淡粉红色，粉性，纹理不明显。气芳香，味微苦而涩，有麻舌感。

2. 显微鉴别

（1）横切面　木栓层由多列细胞组成，壁浅红色。皮层菲薄，为数列切向延长的薄壁细胞。韧皮部占大部分。射线宽1～3列细胞。韧皮部、皮层薄壁细胞及细胞间隙中含有草酸钙结晶；薄壁细胞和射线细胞中含有色素或淀粉粒。

（2）粉末　本品粉末淡红棕色。淀粉粒甚多，单粒类圆形或多角形，直径3～16μm，脐点点状、裂缝状或飞鸟状；复粒由2～6分粒组成。草酸钙簇晶直径9～45μm，有时含晶细胞连接，簇晶排列成行，或一个细胞含数个簇晶。木栓细胞长方形，壁稍厚，浅红色。

3. 理化鉴别

①取粉末0.15g，加无水乙醇25ml，振摇数分钟，过滤。取滤液1ml，用无水乙醇稀释至25ml，在274nm波长处有最大吸收。

②取粉末进行微量升华，升华物在显微镜下呈长柱形、针状、羽状结晶，在结晶上滴加三氯化铁醇溶液，则结晶溶解显暗紫色。

③取粉末1g，加乙醚10ml，密塞，振荡10分钟，过滤，挥干滤液，残渣加2ml丙酮溶解，作供试品。另取丹皮酚对照品，加丙酮制成1ml含2mg的溶液，作对照品。吸取上述溶液各10μl，分别点于同一硅胶G薄层板上，环己烷-乙酸乙酯-冰醋酸（4：1：0.1）为展开剂，展开取出晾干。用2%香草醛硫酸乙醇溶液（1→10），在105℃温度下加热，至斑点显色。供试品色谱中，在与对照品色谱相应的位置上显相同的蓝褐色斑点。

注：川丹皮细而薄，直径0.3～1.2cm，厚0.1～0.2cm，断面浅黄色。薄壁细胞中草酸钙簇晶密集，大小相差悬殊，直径10～30μm。西昌丹皮较粗，直径0.8～1.6cm，厚0.2～0.3cm，栓皮脱落处呈红棕色，内表面浅灰色或浅黄色，气微香。韧皮部外侧可见纤维状石细胞，单个或数个相聚。

4. 常见伪品

①芍药根皮：为毛茛科芍药*Paeonia lactiflora* Pall.的干燥根皮，呈圆筒状，长短不一，和牡丹皮相比较薄，外表面呈淡粉红色，栓皮的残留部分为黑褐色或灰褐色，表面较为光滑，有支根痕；内表面显粉红色，有深色的细纵纹，常带有少数的木质部，质脆略有弹性，气微香，味苦而酸涩。

②朱砂根皮：为紫金牛科植物朱砂根*Ardisia crenata* Sims的干燥根，呈筒状或卷筒状，部分为破碎的片状或浅槽状，粗细长度差别较大，和牡丹皮相比较厚，表皮呈暗褐色或暗棕色，有纵皱纹，栓皮脱落处为灰黄色或暗棕色；内表面为浅棕红色，细纵纹比较明显，没有发亮的小结晶，质地较硬且非常脆，断面呈浅红色，气微，味微苦。

第6章

牡丹皮现代
研究与应用

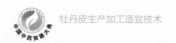
一、化学成分

牡丹皮的化学成分主要有单萜及其苷类成分、酚及酚苷类成分、三萜及其苷类成分、挥发油类成分等。

1. 单萜及其苷类成分

单萜及其苷类成分大多是芍药苷元或其类似物与糖类缩合而成的单萜苷类。牡丹皮中主要含有芍药苷（Paeoiflorin）、氧化芍药苷（Oxy-paeoniflorin）、苯甲酰芍药苷（Benzoyl-pae-oniflorin）、苯甲酰氧化芍药苷（Benzoyl oxy-paeoniflorin）、没食子酰芍药苷（Galloyl-paeoniflorin）、没食子酰氧化芍药苷（Galloyl-oxypaeoniflorin）、Paeonisuffrone，Paeonisuffral、Mudanpioside C-I、芍药苷元（Paeoniflorigenone）、3-O-Methyl-paeonisuffral等。

2. 酚及酚苷类成分

酚及酚苷类成分在牡丹皮中含量较高，大多是丹皮酚或其类似物与糖缩合而成的酚苷，包括丹皮酚（Paeonol）、丹皮酚苷（Paeonoeide）、丹皮酚原苷（Paeonolide）、丹皮酚新苷（Apio-paeonoside）、Suffruticosides A~E、3-Hydroxy-4-methoxy-acetophenone、2, 3-Dihydroxy-4-methoxy acetophenone等。

3. 三萜及其苷类成分

三萜及其苷类成分在牡丹皮中较少，分离得到主要有 β-谷甾醇（β-Sitosterol）、胡萝卜苷（Daucosterol）、齐墩果酸（Oleanic acid）、白桦酯酸（Betulic acid）、白桦酯醇（Betulin）等。

4. 挥发油类成分

牡丹皮挥发油类成分包括：己酸（Hexanoic）、甲基水杨酸（Methyl salicylate）、苯甲酸（Benzoic acid）、壬酸（Nonanoic acid）、棕榈酸（Palmitic acid）、十五酸（Pentade-canoic acid）、（*E*）-5-十八烯［（*E*）-5-Octadecene）］、油酸（Oleic acid）、硬脂酸（Stearic acid）、桃金娘烷醇（Myrtanal）、紫苏醇（Perillyl alco-hol）、丁香酚（Eugenol）、芍药醇（Peonol）、艾醇（Yomogi alcohol）、2, 4, 4-三甲基-2-环己烯-1-醇（2, 4, 4-Trimethy-2-cyclhexen-1-ol）、1, 2, 6-三甲基-2-环己烯-1-醇（1, 2, 6-Trimethy-2-cyclhexen-1-ol）、壬醛（Nonanal）、诺蒎酮（Nopinone）、L-樟脑（L-Camphor）、1-（1, 3-二甲基-3-环己烯基)-乙酮［（1, 3-Dimethy-3-cyclohexen-1-yl)-Ethanone］等。其中，芍药醇含量最高，油酸和棕榈酸次之。

5. 其他成分

牡丹皮除了以上提到的化学成分外，还有槲皮素（Quercetin）、没食子酸（Gallic acid）、对羟基苯甲酸（Paraben）、6-羟基香豆素（6-hydroumarin）及多糖、矿物元素等成分。

二、药理作用

牡丹味苦、辛，性微寒，归心、肝、肾经。具有清热凉血，活血化瘀之功效。本品含丹皮酚、牡丹酚苷、牡丹酚原苷、牡丹酚新苷、芍药苷、氧化芍药苷、苯甲

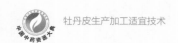

酰芍药苷、苯甲酰氧化芍药苷、没食子酸、挥发油等。据现代研究报道，牡丹皮具有如下药理作用。

（一）对心血管的影响

1. 抗血栓形成和抗动脉粥样硬化

连续7天，每天口服牡丹皮提取物3g，对二磷酸腺苷、胶原、肾上腺素诱导的血小板的凝集有明显的抑制作用。家兔静脉注射给予浓度为50mg/kg的丹皮酚，能抑制血小板凝集。此外，丹皮酚、苯甲酰氧化芍药苷、苯甲酰芍药苷能抑制由内毒素、胶原等诱导的大鼠以及人血小板的凝集。家兔腹腔注射给予100mg/kg的丹皮酚6周，每日1次，能明显抑制食饵性动脉粥样硬化斑块。

2. 抗心肌缺血

给犬静脉注射牡丹皮水提醇沉提取物，可明显改善由结扎冠脉引起的心外膜电图变化，同时降低了心肌耗氧量和心输出量，增加冠脉流量。

3. 抗心律失常

牡丹皮水提醇沉提取物能抑制体外培养的大鼠心肌细胞的动作电位幅度、时长及0相最大上升速率，且随着药物浓度的增加，抑制作用加强。丹皮酚能显著抑制正常心肌细胞的快相和慢相^{45}Ca摄取和钙反常心肌细胞对^{45}Ca的摄取，也能抑制体外培养的幼鼠心肌细胞搏动频率。

4. 降压

麻醉犬静脉注射牡丹皮水提液，可使麻醉犬的血压下降27%～50%，作用持续

5～60分钟。口服给予犬牡丹皮水煎液，连续2周，可使实验性肾型或原发型高血压明显下降，持续8～25天。肾型高血压犬口服丹皮酚，第10天开始降压，能持续9～14天，灌胃方式也能对肾型高血压起到降压作用。

（二）对中枢神经系统的影响

丹皮酚对正常小鼠体温和伤寒、副伤寒菌苗引起的发热有解热作用，并降低小鼠体温。丹皮酚腹腔注射能抑制小鼠自主活动及咖啡因所致小鼠的运动亢进，能明显延长环己巴比妥钠所致小鼠睡眠时间，腹腔注射和灌胃能抑制醋酸所致小鼠扭体反应及鼠尾压痛反应，能明显对抗戊四氮、士的宁、烟碱和电休克所致的惊厥。丹皮酚硫酸钠腹腔注射对小鼠也有降温解热和镇痛作用。临床试验证明丹皮酚硫酸钠注射后5分钟即可镇痛，有效时长为2小时。

（三）抗炎作用

用牡丹皮的甲醇提取物、水提物或正丁醇提取物对大鼠进行灌胃，对大鼠因右旋糖酐或醋酸或角叉菜胶引起的足跖浮肿有抑制作用，甲醇提取物对小鼠腹腔内色素渗出也有抑制作用。丹皮酚腹腔注射或灌胃对5-羟色胺、角叉菜胶、蛋清、甲醛、组胺和缓激肽导致大鼠足肿、二甲苯致小鼠耳廓肿胀及醋酸和内毒素引起的小鼠腹腔或豚鼠皮肤毛细血管通透性增强有抑制作用。实验证明丹皮水提剂对角叉菜胶性浮肿等所致多种炎症反应具有抑制作用，这与其抑制炎症组织的通透性和抑制前列腺素E_2（PGE_2）的生物合成有关。丹皮不能抑制特异性抗体的产生，对肾上腺维生素C的代谢也无明显影响，表明其抗炎作用不依赖于垂体肾上

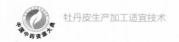

腺系统。

（四）抑菌作用

体外实验证明，牡丹皮煎剂对枯草杆菌、金黄色葡萄球菌、大肠埃希菌、伤寒杆菌、副伤寒杆菌、变形杆菌、铜绿假单胞菌、溶血性链球菌、肺炎球菌、霍乱弧菌等均有较强的抗菌作用，牡丹叶煎剂对痢疾杆菌、铜绿假单胞菌有显著抑制作用，其有效成分为没食子酸。

（五）对免疫系统的影响

小鼠分别灌胃给予牡丹皮水煎液，实验表明丹皮酚、芍药苷、氧化芍药苷及苯甲酰芍药苷，均能促进静脉注射的碳粒在血中的廓清速度，即使单核巨噬细胞系统功能处于低下状态仍可能有促进作用，显微镜检查见肝中巨噬细胞及脾中巨噬细胞吞噬力增强。芍药苷、氧化芍药苷在体外亦能增强小鼠腹腔巨噬细胞对乳液的吞噬功能。用丹皮酚给小鼠腹腔注射丹皮酚每天25mg/kg，连用6天，能使脾重明显增加，且可对抗可的松、环磷酰胺所致胸腺重量的减轻。由此可见牡丹皮可能对体液及细胞免疫均有增强作用。

（六）对脂质代谢的影响

丹皮所含丹皮酚、芍药苷对肾上腺素引起的脂细胞的脂肪分解有一定抑制作用；丹皮水煎液能增加脂细胞中葡萄糖生成脂肪，而且明显增加胰岛素所致的葡萄糖生成脂肪。

（七）保肝作用

丹皮酚对抗结核药异烟阱和利福平肝毒性有保护作用，其可通过自由基的清除作用及其保护线粒体Ca膜的Ca^{2+}-ATP酶，以及抑制Ca^{2+}内流作用而对抗异烟阱和利福平的肝损害。研究表明牡丹皮活性成分丹皮总苷（TGM）对四氯化碳和D-半乳糖胺所致小鼠化学性肝损伤具有保护作用。TGM不仅能抑制四氯化碳和D-半乳糖胺所致血清丙氨酸氨基转移酶（ALT）和天门冬氨酸氨基转移酶（AST）升高，还能促进血清蛋白含量增加和肝糖原合成增加，提高血清和肝脏谷胱甘肽过氧化物酶（GSP-Px）活力，对体内有害自由基进行清除，而且可缩短四氯化碳中毒小鼠腹腔注射戊巴妥钠后的睡眠时间，增强解毒能力。所以说其有保肝作用。

三、应用

（一）有效成分的提取

1. 牡丹皮中丹皮酚的提取工艺

称取丹皮药材，粉碎成粉，加15倍量水浸泡0.5小时，蒸馏提取2.5小时，收集馏出液，冷却至室温后，于4℃析晶24小时，过滤，室温干燥48小时，即得。

2. 牡丹皮中多糖的提取工艺

称取丹皮药材，粉碎成粉，加31倍量水，84℃下提取1.1小时，即得。

3. 牡丹皮中总黄酮的提取工艺

称取丹皮药材，粉碎成粉末，加40倍量60%乙醇溶液，温度55℃条件下提取30分

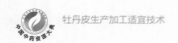

钟，即得。

4. 牡丹皮中丹皮总苷的提取工艺

称取丹皮药材，粉碎成粉末置于250ml圆底烧瓶中，加8倍量70%乙醇，加热回流3次，每次1小时，合并滤液，浓缩，即得。

5. 牡丹皮中挥发油的提取工艺

称取丹皮药材，粉碎成粉末，采用超临界CO_2提取方法，在温度50℃，萃取压力50MPa条件下，萃取3小时，即得。

（二）药用

牡丹的根皮，即牡丹皮为我国著名中药材。

牡丹皮味苦、辛，性微寒，归心、肝、肾经，具有清热凉血、活血化瘀、退虚热等功效。用于温热病热入血分，发斑，吐衄，热病后期热伏阴分发热，阴虚骨蒸潮热，血滞经闭，痛经，痈肿疮毒，跌扑伤痛，风湿热痹等。《千金方》中犀角地黄汤记载治温病热入营血，迫血妄行所致发斑、吐血、衄血，常与水牛角、生地黄、赤芍药同用。《圣济总录》牡丹汤记载治温毒发斑，可配伍栀子、大黄、黄芩等药。《温病条例》中青蒿鳖甲汤指出，牡丹皮可配伍鳖甲、知母、生地黄等药，用治温病后期，邪伏阴分，夜热早凉，热退无汗者。《金匮要略》中桂枝茯苓丸则写道，牡丹配伍桃仁、川芎、桂枝等药治血滞经闭、痛经。《本草纲目》记载：牡丹皮，治手足少阴、厥阴四经血分伏火。盖伏火即阴火也，阴火即相火也，古方惟以此治相火，故仲景肾气丸用之。《本草求真》：世人专以黄柏治相火，而不知丹皮之功更胜。盖黄柏苦寒而燥，初则伤胃，久则伤阳，苦燥之性徒存，而补阴之功绝少，丹皮能泻阴中之火，使火退而阴生，所以入足少阴而佐滋补之用，较之黄柏不啻霄壤矣。《神农本草经》：主治寒热、中风、瘛疭、痉、惊痫、邪气，除症坚瘀血留舍肠胃，安五脏，疗痈疮。《本草经疏》载：牡丹皮，其味苦而微辛，其气寒而无毒，辛以散结聚，苦寒除血热，入血分，凉血热之要药也。寒热者，阴虚血热之候也。中风瘛疭、痉、惊痫，皆阴虚内热，营血不足之故。热去则血凉，凉则新血生、阴气复，阴气复则火不炎而无因热生风之证矣，故悉主之。痈疮者，热壅血瘀而成也。凉血行血，故疗痈疮。辛能散血，苦能泻热，故能除血分邪气，及症坚瘀血留舍肠胃。脏属阴而藏精，喜清而恶热，热除则五脏自安矣。《别录》并主时气头痛客热，五劳劳气，头腰痛者，泄热凉血之功也。甄权又主经脉不通，血沥腰痛，此皆血因热而枯之候也。血中伏火，非此不除，故治骨蒸无汗，及小儿天行痘疮，血热。东垣谓心虚肠胃积热，心火炽甚，心气不足者，以牡丹皮为君，亦此意也。《本草汇言》：沈拜可先生曰：按《深师方》用牡丹皮，同当归、熟地则补血；同莪术、桃仁则破血；同生地、芩、连则凉血；同肉桂、炮姜则暖血；同川芎、白芍药则调血；同牛膝、红花则活血；同枸杞、阿胶则生血；同香附、牛膝、归、芎，又能调气而和血。若夫阴中之火，非配知母、白芍药不能去；产后诸疾，非配归、芎、益母不能行。又欲顺气疏肝，和以青皮、柴胡；达痰开郁，和以贝母、半夏。若用于疡科排脓、托毒、凉血之际，必协乳香、没药、白芷、羌活、连翘、金银花辈，乃有济也。牡丹皮，清心，养肾，和肝，利包络，并治四经血分伏火。血中气药也。善治女人经脉不通，及产后恶血不止。又治衄血吐血，崩漏淋血，跌扑瘀血，凡一切血气为病，统能治之。盖其气香，香可以调气而行血；其味苦，苦可以下气而止血；其性凉，凉可以和血而生血；其味又辛，辛可以推陈血，而致新血也。故甄权方治女人血因热而将枯，腰脊疼痛，夜热烦渴，用四物重加牡丹皮最验。又古方用此以治相火攻冲，阴虚发热。又按《本经》主寒热，中风、瘛疭、痉、惊痫邪气诸症，总属血分为眚。然寒热，中风，此指伤寒热入血室之中风，非指老人气虚痰厥之中风也。其文先之以寒热二字，继之以瘛疭惊痫可知已，况瘛疭、惊痫，正血得热而变现，寒热又属少阳所主者也。

药方选录：

1. 青蒿鳖甲汤（《瘟病条辨》）

主治瘟病后期，邪伏阴分证。青蒿6g，鳖甲15g，细生地12g，知母6g，丹皮9g。上药以水五杯，煮取二杯，日再服。方中佐以牡丹皮辛苦性凉，泻阴中之伏火，使火退而阴升。

2. 犀角地黄汤（《备急千金要方》）

主治热入血分证，热伤血络证。水牛角30g，生地黄24g，赤芍12g，牡丹皮9g。上药四味，以水九升，煮取三升，分三服。方中丹皮苦辛微寒，入心肝肾，清热凉血，活血散瘀，可收化斑之效。

3. 牡丹丸（《圣济总录》）

主治妇人月水不利或前或后乍多乍少腰痛腹痛手足烦热：牡丹皮50g，苦参25g，贝母1.5g（去心称）。上三味捣罗为末 炼蜜和剂捣熟丸如梧桐子大。每服二十丸加至三十丸，空腹米饮下日三。

4. 犀角地黄汤（《千金方》）

主治温病热入营血，迫血妄行所致发斑、吐血、衄血。犀角（水牛角代替）30g，生地24g，芍药12g，丹皮9g。作汤剂，水煎服，水牛角镑片先煎，余药后下。以水九升，煮取三升，分三服。

5. 大黄牡丹汤（《金匮要略》）

主治肠痈初起，湿热瘀滞证。证见右下腹肿痞，疼痛拒按，按之痛如淋，小便自调，时时发热，自汗恶寒，或右足屈而不伸，苔黄腻，脉滑数。大黄12g（4两）、牡丹皮3g（1两）、桃仁9g（50个）、冬瓜仁30g（半升）、芒硝9g（熔化）。水煎，芒硝溶服（上药以水六升，煮取一升，去渣，纳芒硝，再煎沸，顿服之）。

（三）观赏

牡丹（*Paeonia suffruticosa* Andr.）是毛茛科芍药属植物，为多年生落叶小灌木。牡丹是中国固有的特产花卉，有数千年的自然生长和两千多年的人工栽培历史。花色泽艳丽，玉笑珠香，风流潇洒，富丽堂皇，素有"花中之王"的美誉。在栽培类型中，主要根据花的颜色，可分成上百个品种。其花大、形美、色艳、香浓，有"国色天香"之称，为历代人们所称颂。牡丹品种繁多，色泽亦多，以黄、绿、肉红、深红、银红为上品，尤其黄、绿为贵。具有较高观赏价值。牡丹花雍容华贵、国色天香，在《爱莲说》中，为"花中富贵者"。牡丹景观的文化性是历史长期形成的，很多牡丹相关的文化习俗以及古牡丹资源，作为旅游资源开发也有一定的价值。中国传统园林中的植物配置往往兼顾植物自身的观赏特性和文化内涵，同时融入造园者或园主的审美观。牡丹作为常用的园林景观植物，具有丰富的文化美学价值。首先，牡丹的自然景观是牡丹文化艺术创作的来源之一，其花姿、花色、花香、花韵之美，给人以美的享受，激发创作灵感，令人深思遐想。其运用植株高矮、有丛有独和直立的、半张开、矮生的和独干的株型，使牡丹的观赏效果更加充满空间层次感和多元化。牡丹在古代园林中常与周边的牡丹亭、水榭、轩馆、阁、殿等建筑物相结合，为游人提供休憩的观赏地点。

观赏性牡丹中姚黄、魏紫、欧碧、赵粉、二乔、洛阳红、御衣黄、酒醉杨妃、青龙卧墨池、白雪塔牡丹被称为牡丹十大名品。而其中姚黄、魏紫、欧碧和赵粉最为著名。

（四）作为油料资源

油用牡丹是牡丹中产籽出油率高的品种的统称。油用牡丹的研究从20世纪70年代开始，2003～2006年通过北京林业大学、中国林科院、国家林业局等单位对牡丹籽油进行检测，2007～2010年对各地牡丹产业进行调研，最终在2011年获国家卫生部批准成为新资源食品。

通过对牡丹籽油的成分分析，发现其主要成分是亚麻酸、亚油酸、油酸、硬脂酸和棕榈酸。据国家粮油质量监督检验中心检测，牡丹籽油含不饱和脂肪酸高达92.26%，特别是其中的 α -亚麻酸含量达42%以上，质量明显高于其他食用油。其中

α-亚麻酸及其长链代谢物可在许多生理活动中起重要作用，如保护视力、降压降脂、提高智力、延缓衰老等，是人体不可缺少的自身不能合成又不能替代的多不饱和脂肪酸，又有"血液营养素""植物脑黄金"之称。

（五）牡丹的其他利用

1. 牡丹可做食品

自古牡丹花就可食用，颜色鲜艳，味道独特，且营养丰富。李时珍《本草纲目》讲：牡丹花红花利、白花补。2013年，凤丹牡丹被国家正式宣布可以食用之后，凤丹牡丹花在食品上的利用，更是种类繁多。食牡丹花已日渐成为一种时尚，并形成了许多配方，牡丹花做成牡丹花醋、牡丹饮料、牡丹花茶、牡丹花酒、牡丹酱及牡丹鲜花糕点等。

2. 文学价值

牡丹文化的起源，若从《诗经》算起，距今约3000年历史。秦汉时代以药用植物将牡丹记入《神农本草经》，牡丹已进入药物学。南北朝时，北齐杨子华画牡丹，牡丹已进入艺术领域。史书记载，隋炀帝在洛阳建西苑，诏天下进奇石花卉，易州进牡丹二十箱，植于西苑，自此，牡丹进入皇家园林，涉足园艺学。唐代，牡丹诗大量涌现，刘禹锡的"唯有牡丹真国色，花开时节动京城"，脍炙人口；李白的"云想衣裳花想容，春风拂槛露华浓"，千古绝唱。宋代开始，除牡丹诗词大量问世外，又出现了牡丹专著，诸如欧阳修的《洛阳牡丹记》、陆游的《天彭牡丹谱》、丘浚的《牡丹荣辱志》、张邦基的《陈州牡丹记》等，宋代有十几部。元姚遂有《序牡丹》，

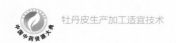

明人高濂有《牡丹花谱》、王象晋有《群芳谱》，薛凤翔有《亳州牡丹史》，清人汪灏有《广群芳谱》、苏毓眉有《曹南牡丹谱》、余鹏年有《曹州牡丹谱》等。

3. 牡丹可防沙护田

油用牡丹耐干旱、耐瘠薄、耐高寒，据科研部门测定，在风沙区种植油用牡丹（覆盖度60%以上），能有效降低风速22.7%，减少风蚀50%，是今后我国进行防风固沙的首选灌木树种之一。

油用牡丹根系发达，能深达地下5m左右，据监测数据显示，栽植油用牡丹的地块比荒山荒地减少水土流失达每年0.8m³/亩左右，具有良好的保持水土的功效。

4. 化妆品原料

根据2014年国家卫计委公告，凤丹牡丹任何部位的提取物都可以做化妆品，如牡丹精华护肤霜，对人体具有保护、延缓衰老、美容的效果，其香气也能给人们清新愉悦的心情。

参考文献

［1］国家药典委员会. 中华人民共和国药典. 一部［M］. 北京：中国医药科技出版社，2015：172.

［2］钟赣生. 中药学［M］. 北京：中国中医药出版社，2012.

［3］张贵君. 中药商品学［M］. 第2版. 北京：人民卫生出版社，2008：174.

［4］中国科学院中国植物志编辑委员会. 中国植物志［M］. 北京：科学出版社，1990.

［5］中国药材公司. 中国中药资源志要［M］. 北京：科学出版社，1994.

［6］彭成. 中华道地药材［M］. 北京：中国中医药出版社，2011.

［7］谢宗万. 中药材品种论述［M］. 上海：上海科学技术出版社. 1984.

［8］刘心民，程逸远，张霁，等. 牡丹种子萌发特性与播种繁殖技术研究进展［J］. 河南林业科技，2005，25（4）：40-42.

［9］谷勇. 低温处理和赤霉素处理对稷山矮牡丹种子生长的影响研究［J］. 种子科技，2016，34（11）：125-128.

［10］申明亮，邓才富，易思荣，等. 重庆垫江栽培牡丹生物学特性研究［J］. 中国现代中药，2009，11（10）：17-19.

［11］鞠志新. 东北地区牡丹生态适应性及抗寒性研究［D］. 北京林业大学，2011.

［12］芦贵君，张瑜，许晓鸿，等. 吉林西部盐碱地现状条件下紫斑牡丹的引种试验［J］. 吉林水利，2016（9）：1-3.

［13］骆俊，韩金蓉，王艳，等. 高温胁迫下牡丹的抗逆生理响应［J］. 长江大学学报（自科版），2011，08（2）：223-226.

［14］谢宗万. 全国中草药汇编（上册）［M］. 第2版. 北京：人民卫生出版社，1996：472

［15］王二强，王建章，韩鲲，等. 中国野生牡丹种质资源分布、保护现状及合理利用措施探讨［J］. 内蒙古农业科技，2009（5）：25-27.

［16］赵孝庆，索志立，赵建朋，等. 中原牡丹品种可推广地区及相关栽培技术［J］. 植物科学学报，2008，26（s1）：1-45.

［17］曾端香，赵孝庆. 牡丹繁殖技术［J］. 北京林业大学学报，2000，22（3）：90-95.

［18］郭夕英，宗绪贤. 牡丹繁殖技术［J］. 当代生态农业，2008（1）：124-124.

［19］高海林. 牡丹繁育栽培及催花技术［J］. 现代农业科技，2013（9）：175-176.

［20］柏林. 冬季牡丹管理［J］. 中国花卉园艺，2013（2）：38-38.

［21］李新社. 牡丹园春季管理［J］. 中国花卉园艺，2016（12）：38-39.

［22］沈改霞，张新义. 常见园林花灌木的整形修剪［J］. 河北农业科学，2011，15（1）：31-32.

［23］陶燕. 浅谈花灌木的修剪技术［J］. 安徽农学通报，2010，16（19）：91-92.

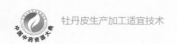

［24］张润清，郑素梅. 牡丹的整型修剪［J］. 内蒙古科技与经济，2003（7）：69-69.

［25］马会萍，彭正锋. 牡丹秋季修剪［J］. 中国花卉园艺，2012（16）：11-11.

［26］陶燕. 浅谈花灌木的修剪技术［J］. 安徽农学通报，2010，16（19）：91-92.

［27］南京中医药大学. 中药大辞典［M］. 上海：上海科学技术出版社，2006：1576-1578.

［28］王忠冉，谷欣，李先喜，等. 油用牡丹间作套种技术［J］. 山东林业科技，2013，43（4）：87-89.

［29］夏家超. 牡丹与天麻套种效益高［J］. 特种经济动植物，2008，11（5）：39-39.

［30］魏峰. 药牡丹间作套种高产栽培新技术［J］. 北京农业，2002（1）：13-13.

［31］张丽萍，杨春清，刘晓龙，等. 安徽药用牡丹规范化种植生产标准操作规程（SOP）［J］. 现代中药研究与实践，2010（2）：14-17.

［32］朱暾，王世全. 临夏油用紫斑牡丹的开发价值及林下种植模式探析［J］. 农技服务，2016，33（6）：153-153.

［33］张忠河. 菏泽牡丹的品种优选和培育技术研究［D］. 南京林业大学，2007.

［34］张秀云. 牡丹皮本草学考证［J］. 安徽农业科学，2013，41（3）：1052-1053.

［35］韩学俭. 牡丹皮的采收与加工［J］. 四川农业科技，2008（2）：40-40.

［36］曹春泉. 牡丹皮的化学成分研究进展［J］. 广州化工，2013，41（12）：44-45.

［37］吴少华，马云保，罗晓东，等. 丹皮的化学成分研究［J］. 中草药，2002，33（8）：679-680.

［38］杨小龙，张珂，许俊锋，等. 牡丹皮药理作用的研究进展［J］. 河南科技大学学报：医学版，2012，30（2）：157-158.

［39］刘红波，唐志书，张婷，等. 牡丹皮中丹皮酚的提取及包合工艺研究［J］. 中南药学，2016（2）：166-169.

［40］张利霞，常青山，侯小改，等. 牡丹皮中多糖提取工艺的响应曲面法优化研究［J］. 山东农业科学，2015（6）：118-124.

［41］徐金龙，张红梅，徐秀泉. 响应面分析法优化牡丹皮中总黄酮的提取工艺［J］. 中国药房，2011（27）：2536-2538.

［42］孙春燕，祝红. 大孔吸附树脂提取牡丹皮总苷的研究［J］. 临床和实验医学杂志，2007，6（2）：131-132.

［43］姚琰. 牡丹皮挥发油提取方法的研究［J］. 中国药师，2012，15（10）：1411-1413.

［44］陈慧玲，杨彦伶，张新叶，等. 油用牡丹研究进展［J］. 湖北林业科技，2013，42（5）：41-44.